国家级实验教学示范中心
高等院校医学实验教学系列教材

病理学实验

总 主 编　郑葵阳

主　　编　刘　慧　刘清华

副 主 编　孙　卓　李琳琳

编　　者　（按姓氏笔画排序）

　　　　　王庆苓　王超群　巩玉森　朱占胜

　　　　　刘　佳　孙晋敏　李丹花　李海英

　　　　　张　琳　徐玉婷　郭羽白　崔莹莹

学术秘书　王辰龙

科学出版社

北　京

内 容 简 介

　　本书是根据《病理学》理论教材的内容,结合本教研室历年来的教学经验与病理组织标本资源,按照传统病理学体系编写而成。全书共分为两部分、十四个章节,由总论与各论组成。总论所展示的疾病标本为细胞与组织的适应与损伤、损伤的修复、局部血液循环障碍、炎症、肿瘤,力求让学生掌握各种不同疾病发生发展的共同规律与病理形态特征。各论所展示的疾病标本包括心血管系统、呼吸系统、消化系统、淋巴造血系统、泌尿系统、生殖系统和乳腺、内分泌系统、神经系统疾病和感染性疾病,期望学生掌握各种不同疾病的特殊规律与病理学变化。

　　本教材可供临床、口腔、麻醉、护理、康复、检验、临床药学、急救医学等专业使用。

图书在版编目(CIP)数据

病理学实验/刘慧,刘清华主编 . —北京:科学出版社,2022.12

高等院校医学实验教学系列教材

ISBN 978-7-03-073899-8

Ⅰ. ①病… Ⅱ. ①刘… ②刘… Ⅲ. ①病理学–实验–医学院校–教材
Ⅳ. ① R36-33

中国版本图书馆 CIP 数据核字(2022)第 220536 号

责任编辑:胡治国/责任校对:宁辉彩
责任印制:霍 兵/封面设计:陈 敬

科 学 出 版 社 出版
北京东黄城根北街 16 号
邮政编码:100717
http://www.sciencep.com

北京中科印刷有限公司 印刷
科学出版社发行 各地新华书店经销
*
2022 年 12 月第 一 版 开本:720×1000 1/16
2023 年 12 月第二次印刷 印张:6 1/2
字数:150 000
定价:39.80 元
(如有印装质量问题,我社负责调换)

高等院校医学实验教学系列教材
编审委员会

丛书前言

知识爆炸、信息化时代已经到来。现代医学教育演变改革，历经百年，已发展到以岗位胜任力为导向的医学教育新时代。今天，如何适应新时代知识传授的新特点、能力培养的新要求，以及当代大学生学习模式的悄然转变，已经成为当代医学教育的核心问题之一。徐州医科大学自 2004 年开展以 CBL 为载体的教育教学改革、2012 年开展以医学生岗位胜任力为导向的内涵式质量提升工程，以学生为中心的自主式学习正在全面、有序展开。

医学是实践性很强的生命科学，基础医学的学习是大学生步入医学的起始阶段，基础医学实验训练对医学生职业素质的养成和后续的专业学习，都有着很大影响。因此，加强基础医学教学实验中心建设，提高实验教学质量，培养大学生实践创新能力具有重要意义。以培养适应国家及区域医药卫生事业发展和经济社会建设需要的高素质、高水平卓越医学人才为根本任务，从"育人为本、德育为先、能力为重、全面发展"的教育理念出发，树立"以学生为主体、以能力培养为核心"的实验教学观，徐州医科大学基础医学国家级实验教学示范中心对基础医学实验课程进行了优化设计，组织编写了一套新颖的实验教材。本套实验教材以案例作为引导，构建"理论实践相互结合、基础临床相互渗透、教学科研相互促进"的实验教学体系；构建模块化、层次化、多元化满足学生自主学习的实验教学新模式。本套实验教材按照医学生物学实验课程群、正常人体形态学实验课程群、疾病基础实验课程群、医学机能学实验课程群和病原生物学与免疫学实验课程群循序编排。在实验项目层次上，精简基础性实验和内容重复过多的实验，增加综合设计性实验和研究创新性实验比例，使学生通过实验课程学习，系统掌握从"分子"、"细胞"、"组织"、"器官"到"系统"；从形态到功能；从正常到异常；从疾病诊断到防治等一套完整的基础医学实验的知识与技能，为后续的学习和工作打下坚实的基础。

本套实验教材是徐州医科大学基础医学国家级实验教学示范中心全体老师辛勤劳动的结晶，是我校多年来教学改革的成果体现。衷心感谢科学出版社对编写工作的热情鼓励和悉心指导。诚然，由于编者的学识、水平和能力的限制，难免存在诸多不足和遗憾，恳请广大专家、教师和学生提出宝贵意见与批评，为推动我国医学教育的发展共同努力。

郑葵阳

2017 年 12 月

前　言

　　病理学是一门重要的医学基础课，它是阐明疾病发生、发展规律的科学，学生通过本课程的学习，可了解疾病的病因、发病机制、经过和转归，为认识疾病的本质及后期临床课的学习奠定基础。病理学主要是以形态学方法研究疾病的一门学科，形态学观察是学习病理学的基本途径。病理学实验教学是病理学教学过程中的重要组成部分，是理论学习的继续、补充和发展，同时也是提高教学质量的重要环节。病理学实验通过观察、描述组织器官的大体和镜下特点，可以让学生将课堂知识落到形态实处，加深对理论知识的理解，从而更牢固地掌握基本知识。此外，通过对器官组织病变病理形态的观察，推导出患者的临床症状，结合患者体征、影像及其他实验室检查，最终做出病理诊断的过程，不仅需要了解疾病的发生发展规律，而且需要做到融会贯通、活学活用。通过病理实验课的学习，既可以培养学生正确观察与描述病变的方法，还能够培养学生科学、严谨的逻辑思维以及实事求是的科学作风，提高分析问题和解决问题的能力，为后期临床课程的学习打好基础。

　　本书是《病理学》的配套教材，每章编写格式分为四个部分：解剖学、组织学基础，本章概述，大体标本，切片标本；另外在每章中均设有思考题部分，旨在培养学生独立思考、分析问题和解决问题的能力，使学生能够把病变的形态变化与功能、代谢以及临床表现有机地结合起来，以系统掌握病理学的基本知识。

刘　慧

2022 年 8 月

目　　录

病理学实验课须知……………………………………………………… 1

第 一 章　细胞与组织的适应与损伤 ………………………………… 4

第 二 章　损伤的修复 ………………………………………………… 12

第 三 章　局部血液循环障碍 ………………………………………… 15

第 四 章　炎症 ………………………………………………………… 21

第 五 章　肿瘤 ………………………………………………………… 29

第 六 章　心血管系统疾病 …………………………………………… 37

第 七 章　呼吸系统疾病 ……………………………………………… 43

第 八 章　消化系统疾病 ……………………………………………… 49

第 九 章　淋巴造血系统疾病 ………………………………………… 59

第 十 章　泌尿系统疾病 ……………………………………………… 66

第十一章　生殖系统和乳腺疾病 ……………………………………… 72

第十二章　内分泌系统疾病 …………………………………………… 80

第十三章　神经系统疾病 ……………………………………………… 84

第十四章　感染性疾病………………………………………………… 86

病理学实验课须知

一、病理学实验课的目的、要求

1. 目的

病理学实验课在病理学教学中是十分重要的环节，在实验课中学生不仅通过对病变器官、组织的形态学观察与描述，将理论知识落实到具体的形态特征中，还通过联系功能代谢的变化及临床表现，掌握各种疾病的发生、发展规律，更重要的是培养学生独立思考、综合分析、理论联系实际解决问题的能力，为后期临床课程的学习、参加临床实践及科学研究奠定扎实基础。

2. 要求

（1）了解大体标本和显微镜下组织切片的观察方法。

（2）识别大体标本和组织切片中的病理变化，对有代表性的病变进行绘图、描述和诊断。

（3）为了达到实验目的，要求学生在实验课前必须复习理论课内容，预习实验指导教材，了解本次实验的目的与要求，并有针对性地复习相关学科知识，尤其是解剖学和组织学相关知识。限于篇幅因素，本书只列出必备的解剖学和组织学要点，详细内容请复习相关解剖及组胚教材。

二、实验课的内容与方法

1. 内容

（1）大体标本观察。

（2）组织切片观察。

2. 方法

（1）大体标本观察：实验所观察的大体标本，均经福尔马林固定，其大小、颜色、硬度与新鲜标本有所不同，标本缩小、变硬，颜色变浅、变灰，出血区和血凝块变为黑色，含铁血黄素呈棕色，胆色素呈绿色。

观察大体标本应按下列顺序进行：

1）首先观察标本为何种组织器官或何种组织器官的一部分。

2）观察组织脏器的大小、形状、颜色、质地有无变形。

3）观察组织器官表面有无包膜，有无破损或溃疡，有无表面可识别的结节，组织器官的病灶跟周围组织的关系等。

4）观察组织器官切面的颜色、质地，有无囊性变、出血、坏死，有无结节等病灶。

5）观察病灶的数目（单个或多个）、位置、分布（局灶或弥漫），病灶的境界是否清楚，与周围组织的关系，有无压迫、破坏周围组织或阻塞管腔。

6）空腔脏器要观察其内腔是否扩大、狭窄或阻塞，腔壁是否增厚或变薄，腔内是否有内容物及内容物的性状。

（2）组织切片观察：观察组织切片应遵循先肉眼后镜下，先低倍后高倍，先全貌再局部，先轮廓再细节，先结构再细胞的原则，切忌一开始即用高倍镜观察。

低倍镜是镜检的重要手段，视野大，可以洞察全局。低倍观察主要观察器官的组织特点，辨别组织器官来源，观察有无组织结构的改变，初步锁定病变的位置。高倍观察主要观察组织和细胞的微细结构和形态变化，确定病灶并观察病灶病变细胞的形态病变特点。大部分病例在低倍镜下即可找到病变，并建立诊断和鉴别诊断的思路，然后到高倍镜下确认细胞形态特点以验证或者修正低倍镜下印象。

用于实验教学的组织切片通常为苏木素 - 伊红（HE）染色，细胞核嗜碱性被苏木素染成蓝紫色，细胞质嗜酸性被伊红染成红色。少数切片需使用特殊染色或免疫组织化学染色。

三、描述、诊断及绘图

对病理标本的描述一定要真实，不可主观臆造，亦不可照抄书本。应语言精练，层次清楚，从整体到局部，从结构到细胞，逐次描述。正确的诊断需要细致观察，综合分析。

诊断名词：器官或组织名称＋病理变化，如脾梗死、支气管鳞状上皮化生等。

病理绘图十分重要，学生通过绘图可加强对病变的观察、理解和记忆，也是能力训练的一个重要环节（图 0-1）。绘图的方法是首先仔细观察病变的镜下表现，找出比较典型的区域，然后用铅笔淡淡勾出轮廓（注意各种成分的位置、比例、关系等）。对草图满意后，再用红蓝铅笔分别涂出细胞质、细胞核。落笔由轻到重，色彩由浅入深。画图要有边框（圆形或方框）和注解；图中主要结构或病变名称用平行线从图中向右侧拉出，并标注：切片号、染色方法、放大倍数（目镜与物镜倍数相乘，如目镜 ×10 倍，物镜 ×40 倍，注为 ×400）。

四、注意事项

（1）实验前仔细阅读实验指导，复习有关理论知识，了解实验目的与要求。

（2）爱护显微镜、教学标本和病理切片及实验室其他用具，尤其切片，要轻拿轻放，不得损坏。

（3）保持实验室安静，遵守实验室各项规章制度。

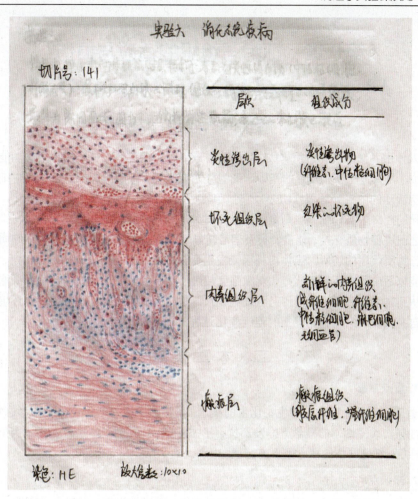

图 0-1 病理绘图示例图

第一章　细胞与组织的适应与损伤
Adaptation and Injury of Tissue and Cell

一、解剖学、组织学基础

人体由各级系统和组织构成，基本单位是细胞。细胞是人体结构和生理功能的基本单位，是人体生长、发育的基础。细胞分为细胞膜、细胞质和细胞核。其中细胞核是细胞活动的中央处理器（CPU），调节细胞生命活动、控制细胞分裂、分化，遗传和变异的控制中心。细胞膜则维持细胞相对独立和具有稳定的内环境，同时在细胞与环境之间进行物质交换、能量转换及信号转导等过程中发挥着重要作用。细胞质是细胞进行物质代谢的场所。当体内外因素发生变化时，细胞首先会调节自身代谢、结构和功能以适应周围环境变化，如刺激强度超过了细胞的适应能力，则会引起细胞的损伤。从正常细胞到适应、损伤乃至细胞死亡，是细胞从适应到无法适应周围环境的过程中自身代谢、结构和功能上的连续变化过程。

二、本章概述

1. 重点掌握

适应、萎缩、肥大、增生、化生的概念；萎缩、肥大、增生、化生的形态特征；可逆性损伤（变性）的概念、好发部位、形态特征；坏死的基本病理变化、类型及其形态特征；细胞凋亡的概念及形态特征。

2. 知识点

适应、萎缩、肥大、假性肥大、增生、化生、可逆性损伤、细胞水样变性/水肿、气球样变、脂肪变性、脂肪肝、虎斑心、心肌脂肪浸润、玻璃样变性、细胞内玻璃样变性（细胞内蛋白质沉积）、病理性色素沉着、含铁血黄素、心衰细胞、脂褐素、病理性钙化、营养不良性钙化、转移性钙化、坏死、核固缩、核碎裂、核溶解、凝固性坏死、液化性坏死、纤维素样坏死、干酪样坏死、干性坏疽、湿性坏疽、气性坏疽、溃疡、空洞、糜烂、窦道、瘘管、凋亡、凋亡小体。

三、大体标本

1. 心脏萎缩（atrophy of heart）（图 1-1）

心脏体积缩小，颜色呈黄褐色，心外膜下血管弯曲，呈蚯蚓状。

2. 肾萎缩（renal atrophy）（图 1-2）

肾结石引起肾脏压迫性萎缩，肾脏切开后可见多处肾结石留下的空腔，肾实质萎缩，皮、髓质分界不清，有些区域肾实质菲薄如纸。

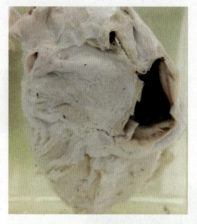
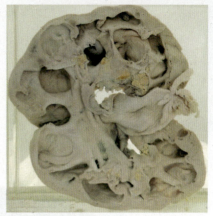

图 1-1　心脏萎缩　　　　　　　　　图 1-2　肾萎缩

3. 脑萎缩（brain atrophy）（图 1-3）

两侧脑室均显著扩张，脑实质变薄、萎缩。

4. 心脏肥大（cardiac hypertrophy）（图 1-4）

左心室剖面：主要观察心室壁的厚度，可见左心室壁增厚。

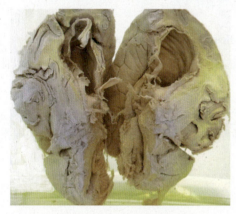
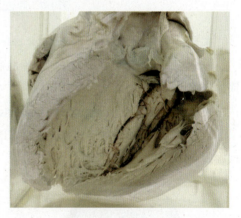

图 1-3　脑萎缩　　　　　　　　　图 1-4　心脏肥大

5. 前列腺增生（hyperplasia of prostate）

图 1-5 为前列腺剖面图，前列腺一剖为二，可见前列腺体积明显增大，质地变硬，切面呈结节状。

6. 肝脂肪变性（fatty degeneration of liver）

肝体积增大，边缘变钝，包膜紧张，颜色变黄，油腻，质地变软（图 1-6）。

7. 脾包膜玻璃样变性（hyaline degeneration of capsule of spleen）（图 1-7）

脾脏切面可见脾包膜部分区域明显增厚，灰白色半透明。

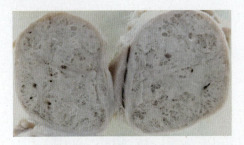

图 1-5　前列腺增生

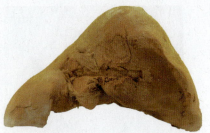

图 1-6　肝脂肪变性

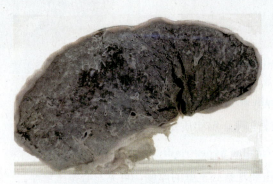

图 1-7　脾包膜玻璃样变性

8. 子宫平滑肌瘤钙化（pathologic calcification of leiomyoma uteri）（图 1-8）

标本剖面中灰白色结节为子宫平滑肌瘤，结节中可见大小不等的黄白色质地似骨骼牙齿的钙化灶。

9. 脾凝固性坏死（coagulative necrosis of spleen）（图 1-9）

脾脏肿大，包膜紧张，部分区域包膜增厚。切面可见灰白色楔形坏死灶，尖端指向脾门。

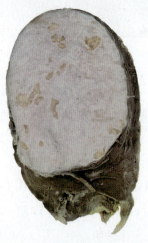

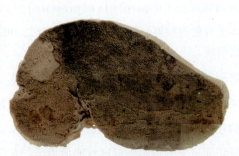

图 1-8　子宫平滑肌瘤钙化　　　图 1-9　脾脏凝固性坏死

10. 肺结核球——干酪样坏死（caseous necrosis）（图 1-10）

肺组织剖面可见一境界较清楚的圆形灰白色病灶，病灶质地较细腻有光泽。

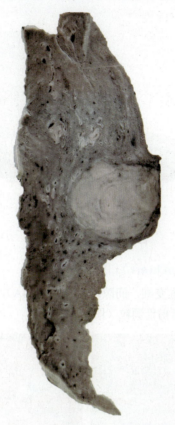

图 1-10 肺结核球——干酪样坏死

11. 脑液化性坏死——脑软化（encephalomalacia）（图 1-11）

脑组织切面可见液化性坏死灶，由于坏死物流失，病灶呈虫蚀状、海绵状。

12. 肝液化性坏死——肝脓肿（liver abscess）（图 1-12）

肝脏切面可见多个较大空腔，因为液化性坏死物已流失。

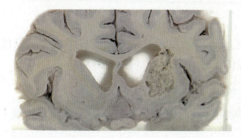

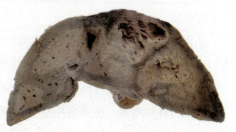

图 1-11 脑液化性坏死（脑软化）   图 1-12 肝脓肿

13. 足干性坏疽（dry gangrene of foot）（图 1-13）

标本为手术切除的肢体，足背部及拇趾皮肤灰黑色，干涸，与周围正常皮肤分界清楚。

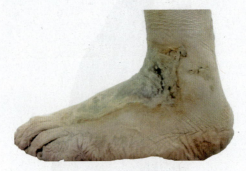

图 1-13　足干性坏疽

四、切片标本

1. 心肌萎缩（atrophy of heart）（图 1-14）

低倍镜下可见心肌纤维变细，间隙增宽（图 1-14A），高倍镜下可见心肌细胞胞质内黄褐色色素颗粒，即脂褐素颗粒（图 1-14B）。

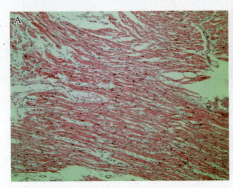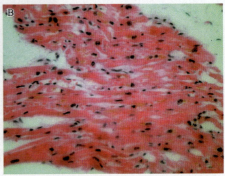

图 1-14　心肌萎缩

A. 低倍镜；B. 高倍镜

2. 化生（metaplasia）

子宫颈鳞状上皮化生：如图箭头所示区域子宫颈黏膜的柱状上皮被鳞状上皮取代（图 1-15）；胃黏膜肠上皮化生：胃黏膜内腺体出现杯状细胞（图 1-16）。

3. 肝细胞水样变性（hydropic degeneration of hepatocyte）（图 1-17）

肝细胞体积增大，胞质疏松空亮，排列拥挤，肝窦狭窄，部分肝细胞气球样变。

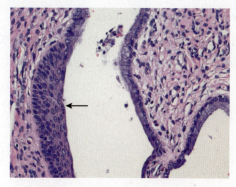

图 1-15 子宫颈鳞状上皮化生

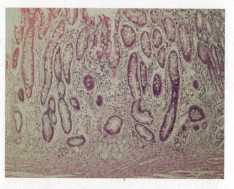

图 1-16 胃黏膜肠上皮化生

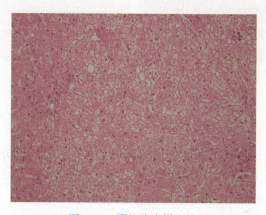

图 1-17 肝细胞水样变性

4. 肝细胞脂肪变性（liver cell fatty degeneration）（图 1-18）

低倍镜下可见肝小叶结构及脂肪变区域位于中央静脉周围，肝窦变窄（图 1-18A）。高倍镜下（图 1-18B）可见部分肝细胞的胞质内有小圆形空泡，病变严重时，脂滴空泡融合，形成的大空泡将细胞核挤压成扁平状，位于细胞边缘。

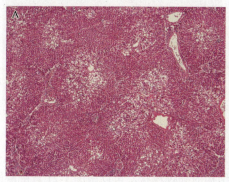

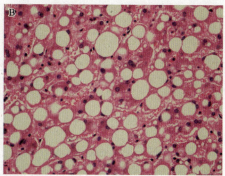

图 1-18 肝细胞脂肪变性

A. 低倍镜；B. 高倍镜

5. 脾包膜玻璃样变性（hyaline degeneration of capsule of spleen）（图 1-19）

正常脾包膜为一层菲薄的纤维组织，低倍镜下可见病变的包膜明显变厚（图 1-19A）；高倍镜下可见增厚的脾包膜胶原纤维增粗，互相融合成为均质、红染、半透明的梁状或片状结构（图 1-19B）。

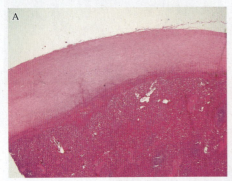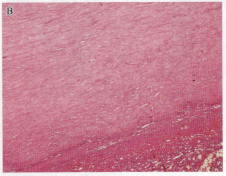

图 1-19　脾包膜玻璃样变性

A. 低倍镜；B. 高倍镜

6. 玻璃样变性（hyaline degeneration）（图 1-20）

图 1-20 为高血压肾脏，可见部分细动脉管壁增厚，HE 染色下均质、红染、半透明，管腔明显狭窄；部分肾小球玻璃样变性，整个肾小球均质、红染、半透明。

7. 肾凝固性坏死（coagulative necrosis of kidney）（图 1-21）

肾脏凝固性坏死：坏死区域肾脏组织轮廓保存，可见肾小球及肾小管的轮廓，细胞微细结构消失；核固缩，核碎裂、核溶解消失。

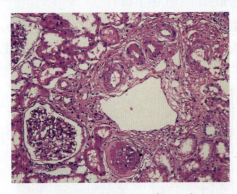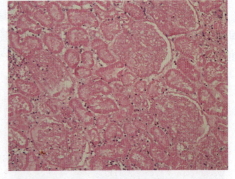

图 1-20　玻璃样变性（高血压肾）　　　　图 1-21　肾凝固性坏死

8. 肾干酪样坏死（caseous necrosis）（图 1-22）

坏死部位组织结构消失，呈现红染无结构的细颗粒状，可以跟图 1-21 肾脏凝固性坏死对比观察。

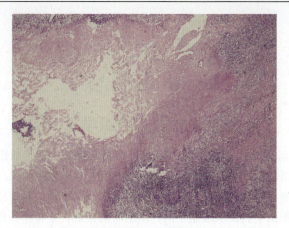

图 1-22　肾干酪样坏死

五、思 考 题

1. 病理性萎缩的原因有哪些？

2. 简述化生对机体的有利影响。

3. 简述水样变性的发生机制。

4. 简述不同原因导致的肝细胞脂肪变性的发生部位。

5. 脂肪心与脂肪肝的发生机制一样吗？为什么？

（巩玉森　刘清华　孙　卓　李琳琳）

第二章　损伤的修复
Repair for Injury

一、解剖学、组织学基础

组成人体的基本结构和功能单位是细胞，细胞与间质一起构成组织。人体组织可归纳为四种基本组织：上皮组织、结缔组织、肌肉组织和神经组织。这些组织的细胞形态、结构和功能各异，它们按照一定的结构规律组成不同的器官和系统，进而构成人体。不同的组织由于其组成细胞不同，细胞间质含量、分布亦各有差异，所以在组织受损后，其修复过程亦有不同。组织修复存在两种情况：

1. 再生

再生即损伤组织由同种细胞替代，完全恢复原来的组织结构，称为完全再生。

2. 纤维性修复

纤维性修复即损伤组织由结缔组织替代，常导致纤维化或瘢痕形成，称为不完全再生。

二、本 章 概 述

1. 重点掌握

再生修复的概念，各种组织的再生潜能及再生的方式。纤维性修复的概念，肉芽组织、瘢痕组织的形态特点及其功能。

2. 知识点

再生与修复的概念，组织的再生潜能。各种组织细胞的再生能力。各种组织（血管、纤维组织、上皮组织、神经组织、肌肉组织）的再生过程。纤维性修复、肉芽组织、瘢痕组织的概念和形态特征及其功能。创伤愈合的基本过程和类型。骨折愈合的过程。影响再生的因素。

三、大 体 标 本

1. 皮肤肉芽组织（granulation tissue of skin）（图 2-1）

患者脚部大块肉芽组织：肉芽组织色泽鲜红，湿润，创面可见颗粒状突起。

2. 皮肤瘢痕（scar of skin）（图 2-2）

图 2-2 为上图 2-1 患者皮肤损伤修复后瘢痕组织：瘢痕与正常皮肤不同，瘢痕处皮肤表面凹凸不平，干燥，颜色苍白，质地硬。

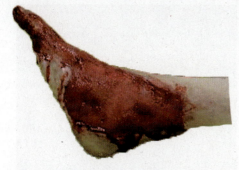
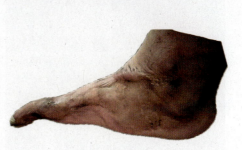

图 2-1　皮肤肉芽组织　　　　　　图 2-2　皮肤瘢痕

问题：肉芽组织是如何改建成瘢痕组织的？

瘢痕组织如果增生过度，形成瘢痕疙瘩，明显隆起于皮肤表面。图 2-3 所示为右肩部瘢痕疙瘩，明显隆起于皮肤表面。

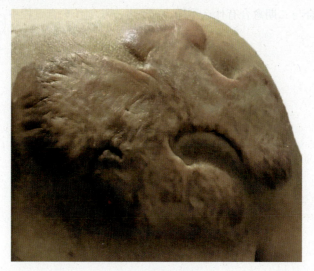

图 2-3　瘢痕疙瘩

四、切片标本

肉芽组织（granulation tissue）（图 2-4）

肉芽组织表面可见鳞状上皮衬覆，肉芽组织中可见大量新生的毛细血管（图 2-4A），新生毛细血管的内皮细胞向腔内突出；肉芽组织中还可见大量的成纤维细胞（图 2-4B）及各种炎性细胞及渗出液。

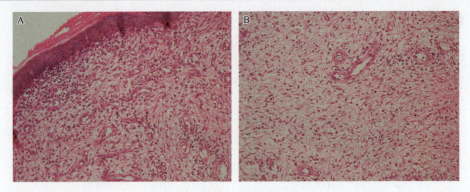

图 2-4　肉芽组织

五、思　考　题

1. 肉芽组织的功能是什么？肉芽组织如何演变成瘢痕组织？

2. 一期愈合与二期愈合有什么不同，在患者皮肤创伤愈合过程中，医生发挥什么作用？

（刘　慧　巩玉森　刘清华　李琳琳）

第三章　局部血液循环障碍

Hemodynamic Disorders and Abnormalities of Blood Supply

一、解剖学、组织学基础

血液循环障碍可分为全身性和局部性两大类。前者指整个心血管系统的功能紊乱（心功能不全、休克等），后者包括：①局部血容量的异常（充血和缺血）；②血管内异常物质形成（血栓形成）和阻塞（栓塞）及其后果（梗死）；③血管壁的通透性和完整性的改变（出血和水肿）。

全身性血液循环障碍必然有局部循环障碍（如心功能不全导致局部组织充血），而严重的局部循环障碍也将影响全身循环的功能（如心肌梗死可导致心功能不全）。

二、本 章 概 述

1. 重点掌握

瘀血的概念及原因；血栓形成和血栓的概念，血栓的类型及其形态特点和好发部位；栓塞的概念和类型，血栓栓塞的常见部位及其后果。

2. 知识点

瘀血的概念，肺瘀血、慢性肝瘀血病变的基本内容；血栓形成条件、血栓的类型及形态特点，观察大体与镜下血栓形态；栓子运行途径，不同栓塞类型栓子的来源与栓塞部位；梗死的种类及病变特点，贫血性梗死与出血性梗死的区别。

三、大 体 标 本

1. 慢性肝淤血（槟榔肝）(chronic congestion of liver，nutmeg liver)

图 3-1A 为像槟榔的切面，可见红黄相间，条纹状外观。图 3-1B 为慢性肝淤血标本，可见弥漫分布的暗红色小点，周围的肝组织呈灰黄色，似图 3-1A。

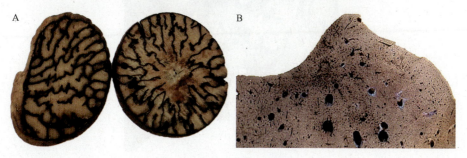

图 3-1　慢性肝淤血（槟榔肝）

A. 像槟榔的切面；B. 慢性肝淤血标本

2. 慢性肺淤血（chronic congestion of lung）

肺体积略增大，切面呈黄褐色，质地变硬（图 3-2）。

3. 左心室附壁血栓（mural thrombus in left ventricle）（图 3-3）

心脏左心室剖面：左心室内膜面黄色箭头处可见灰白色附壁血栓，与心室壁附着紧密。

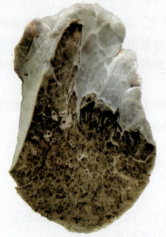 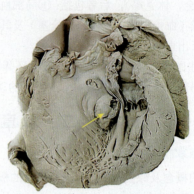

图 3-2　慢性肺淤血　　　　　　　图 3-3　左心室附壁血栓

4. 肺动脉栓塞（pulmonary embolism）

双侧肺动脉主干（图 3-4 黄色箭头示剪开的双侧肺动脉主干）内均可见有柱状灰白色血栓堵塞肺动脉主干。

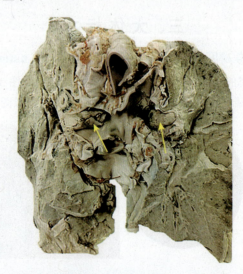

图 3-4　肺动脉栓塞

5. 脾贫血性梗死（anemic infarct of spleen）

图 3-5 示脾脏切面，可见灰白色坏死灶（黄色箭头处），干燥，与周围组织分界清晰。

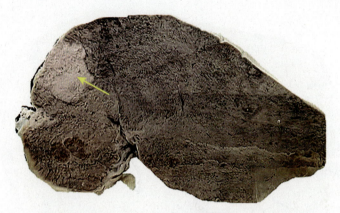

图 3-5　脾贫血性梗死

6. 肺出血性梗死（hemorrhagic infarct of lung）

图 3-6 示部分肺组织切面，可见坏死灶楔形、暗红色，经福尔马林固定后颜色发黑，与周围组织境界清楚，尖端指向肺门方向。

7. 肠出血性梗死（hemorrhagic infarct of intestine）

图 3-7 示手术切除的部分肠袢：肠壁暗红色，福尔马林固定后颜色发黑。

问题：为何肠梗死呈节段性？

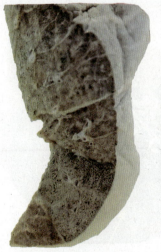
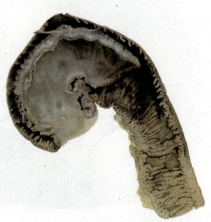

图 3-6　肺出血性梗死　　　图 3-7　肠出血性梗死

8. 脑出血（cerebral hemorrhage）

图 3-8 为大脑冠状切面：可见内囊处出血灶，充满血块，血块经福尔马林固定后颜色发黑，双侧侧脑室中亦可见血凝块。

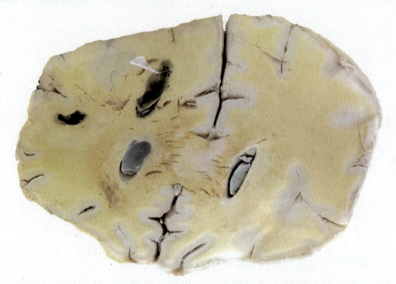

图 3-8　脑出血

9. 脾破裂（splenic rupture）

图 3-9 示脾脏，黄色箭头处可见脾脏破裂口，并可见暗红色出血灶，经福尔马林固定后血块颜色发黑。

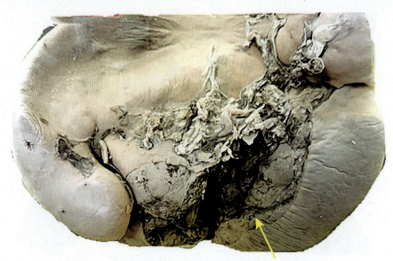

图 3-9　脾破裂

四、切片标本

1. 慢性肺淤血（chronic congestion of lung）（图 3-10）

肺泡间隔增宽，毛细血管扩张，充满红细胞（正常时最多只能容纳 3 个红细胞并排排列，图 3-10B 红色箭头）。肺泡间隔及肺间质纤维组织轻度增生（绿色箭头）。肺泡腔内可见浅红色的水肿液以及红细胞（蓝色箭头）和胞质内含有大量棕黄色的含铁血黄素颗粒的巨噬细胞 - 心衰细胞（黄色箭头）。

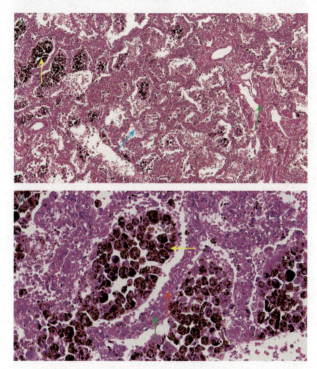

图 3-10　慢性肺淤血

2. 慢性肝淤血（chronic congestion of liver）

慢性肝淤血时，（图 3-11A）可见中央静脉（绿色箭头）及其周围的肝窦明显扩张，充满红细胞（黄色箭头），肝小叶中央区的部分肝细胞萎缩、消失（红色箭头），小叶周边区的肝细胞脂肪变（蓝色箭头）（图 3-11B），汇管区（黑色箭头）周围肝细胞病变较轻。

3. 混合血栓（mixed thrombus）

混合血栓（图 3-12）主要为两种结构：血小板小梁（黄色箭头）淡红色、梁状，较均质，小梁上附有白细胞（蓝色箭头）；小梁间（红色箭头）可见红色细网状的纤维素，大量红细胞及少量白细胞。

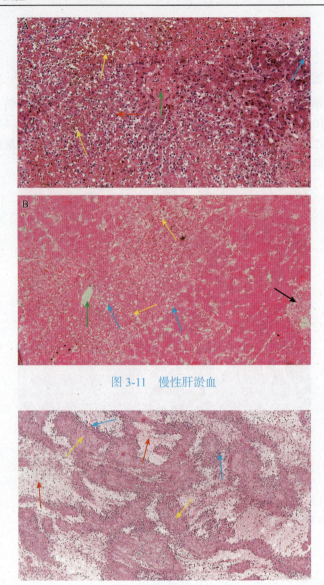

图 3-11　慢性肝淤血

图 3-12　混合血栓

五、思　考　题

1. 血栓形成意义是什么？

2. 肺梗死一定是出血性梗死吗？

（王超群　刘清华　孙　卓　李琳琳）

第四章 炎 症

Inflammation

一、解剖学、组织学基础

炎症是具有血管系统的活体组织对体内外损伤因子所发生的复杂的以防御为主的反应，有变质、渗出、增生三大基本病理变化。炎症可分为急性炎症与慢性炎症，每一种又有多种常见病理类型，每一类型又有其主要病理特征。炎症是损伤、抗损伤和修复的动态过程，其中炎症细胞是一把双刃剑，既可以有效识别损伤，限制、清除损伤因素，在一定情况下又能对机体产生潜在危害。

1. 中性粒细胞（图 4-1）

胞体呈圆形，直径为 10～12μm，核呈分叶状，胞质染成淡红色，主要见于急性炎症早期和化脓性炎症中。

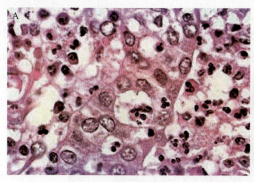
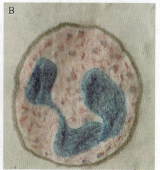

图 4-1　中性粒细胞

2. 嗜酸性粒细胞（图 4-2）

胞体呈圆形，比中性粒细胞略大，核多分为两叶，胞质染成红色，胞质中可见粗大红染的嗜酸性颗粒，主要见于寄生虫感染和Ⅰ型超敏反应性疾病。

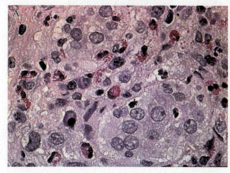
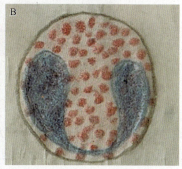

图 4-2　嗜酸性粒细胞

3. 淋巴细胞（图 4-3）

特点为大小比较均匀一致，呈圆形，直径为 4～8μm，核为圆形且可染成深蓝色，胞质少或无，主要在慢性炎症及病毒感染时存在，参与免疫反应。

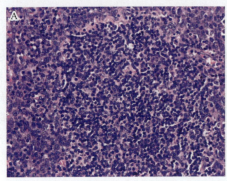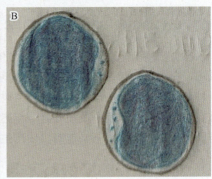

图 4-3　淋巴细胞

4. 浆细胞（图 4-4）

由 B 淋巴细胞演变而来，呈椭圆形，细胞核圆，偏于一侧，染色质结构排列成车轮状，胞核境界清楚，细胞核染色较浅，核周有半月形的淡染区；胞质略嗜碱性染色。

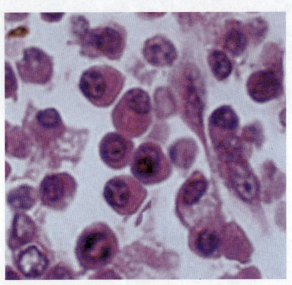

图 4-4　浆细胞

5. 巨噬细胞（图 4-5）

多为圆形，比其他炎症细胞体积大些，直径可达 20μm，核为圆形、椭圆形、肾形或马蹄形，位于细胞中央或偏于细胞一侧，主要存在于急性炎症后期及慢性炎症中。

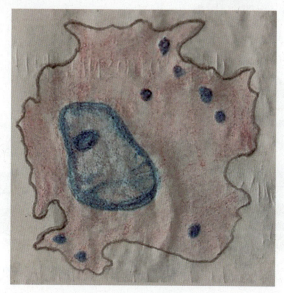

图 4-5 巨噬细胞

二、本章概述

1. 重点掌握

炎症的概念及炎症局部的病理形态特征；渗出的各种炎症细胞；炎症的类型、各类型好发部位及其形态特征；炎性肉芽组织的形态特点和功能及其与肉芽肿的区别。

2. 知识点

炎症、炎症的原因、变质、渗出、增生、炎症的局部表现、急性炎症的概念、急性炎症血流动力学改变、急性炎症白细胞反应、巨噬细胞、淋巴细胞、浆细胞、中性粒细胞、嗜酸性粒细胞、炎症介质、急性炎症的类型、浆液性炎、纤维素性炎、伪膜、化脓性炎、表面化脓、脓液、积脓、蜂窝织炎、脓肿、疖、痈、出血性炎、炎症的结局、慢性炎症、慢性炎症一般特点、肉芽肿性炎、肉芽肿组分及形态特点，炎性息肉、炎性假瘤。

三、大体标本

1. 白喉（图 4-6）

标本沿会厌、喉部及气管剪开，可见从会厌至支气管腔均有灰白色假膜覆盖，从气管至支气管内的假膜部分蜷曲成柱状。

2. 多发性肺脓肿（图 4-7）

两侧肺叶均可见弥漫分布的绿豆大小的脓肿。

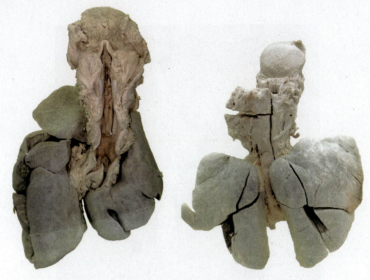

图 4-6　白喉　　　　　　　　图 4-7　多发性肺脓肿

3. 肝脓肿（图 4-8）

肝脏切面可见多个灰白色病灶，境界清楚，可见脓肿壁已纤维化，脓肿切开后脓液已流失。

4. 化脓性脑膜炎（图 4-9）

脑蛛网膜下腔内充满灰乳白色的脓液，部分区域脑沟、脑回不明显。

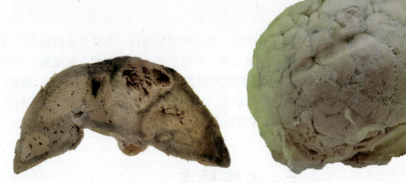

图 4-8　肝脓肿　　　　　　　图 4-9　化脓性脑膜炎

5. 化脓性阑尾炎

图 4-10A 正常阑尾标本；图 4-10B 为化脓性阑尾炎的标本，对比图 4-10A 图可见阑尾显著肿胀，表面血管扩张、充血，附有大量灰白色污秽脓性渗出物。

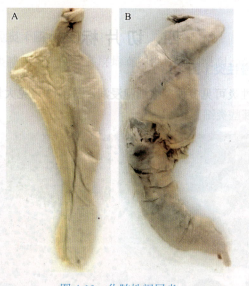

图 4-10 化脓性阑尾炎

A. 正常阑尾标本；B. 化脓性阑尾炎标本

6. 慢性胆囊炎（图 4-11）

胆囊明显肿大，剪开后可见囊壁明显增厚，囊腔扩张，胆囊黏膜粗糙。

7. 肺炎性假瘤（图 4-12）

部分肺叶切面可见灰白色境界清楚的圆形病灶，部分区域可见坏死、出血。

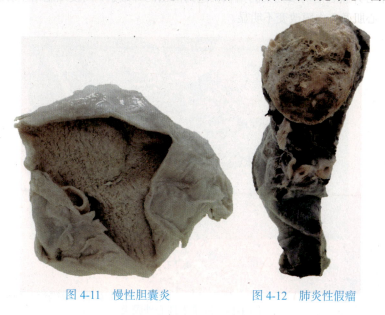

图 4-11 慢性胆囊炎　　　　图 4-12 肺炎性假瘤

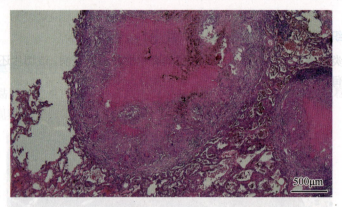

图 4-17　粟粒型肺结核

五、思　考　题

1. 渗出液和漏出液的区别是什么？

2. 炎症的意义是什么？

（朱占胜　刘清华　孙　卓　李琳琳）

第五章 肿　瘤
Neoplasia

一、解剖学、组织学基础

　　肿瘤是以细胞异常增殖为特点的一大类疾病，除头发、牙齿和指（趾）甲以外，人体几乎所有的器官和组织都可以发生肿瘤。肿瘤的种类众多，起源于不同的组织和细胞类型，具有不同的生物学行为和临床表现。常见的肿瘤来源于上皮组织（主要包括鳞状上皮、腺上皮、尿路上皮等）、间叶组织（主要包括纤维、脂肪、平滑肌、横纹肌、血管、淋巴管、骨和软骨组织等）、淋巴造血组织（淋巴细胞和造血细胞）、神经组织（胶质细胞、神经细胞、神经鞘细胞）、黑色素细胞、滋养叶细胞和生殖细胞等。肿瘤的发生和进展是十分复杂的过程，其发病机制并不完全清楚。因此，学习肿瘤的基本病理学知识，认识肿瘤的发展和变化，了解常见的肿瘤类型具有重要的学习意义。

二、本 章 概 述

1. 重点掌握

　　肿瘤的概念，肿瘤性与非肿瘤性增生的区别；肿瘤的大体和组织学形态特点；肿瘤异型性的概念和病理变化；肿瘤的生长和转移方式；良性和恶性肿瘤的区别；癌与肉瘤的病变特点及区别；肿瘤的命名原则及分类；癌前病变、异型增生及原位癌的概念及病变。

2. 知识点

　　肿瘤的概念，肿瘤性与非肿瘤性增生的区别，肿瘤的大体与组织形态，肿瘤的分化与异型性，肿瘤的命名原则和特殊命名，肿瘤的分类，肿瘤的生长方式及生长特点，肿瘤的转移方式，肿瘤的分级和分期，肿瘤对机体的影响，良性肿瘤与恶性肿瘤的区别，癌与肉瘤的区别，乳头状瘤、腺瘤、鳞状细胞癌、腺癌、纤维瘤、纤维肉瘤的好发部位、形态特点及生长特性，癌前病变、异型增生及原位癌的概念和常见病变，肿瘤发生的分子基础、环境的致瘤因素等，癌基因的概念。

三、大 体 标 本

1. 多发性结肠息肉病（multiple polyposis coli）（图 5-1）

　　该标本为切除的一段结肠，剖开后可在肠黏膜面见大量大小不等的灰红色息肉状突起，多数有蒂与底部的肠壁相连。

2. 甲状腺腺瘤（thyroid adenoma）（图 5-2）

在剖开的甲状腺切面上见单发的肿瘤结节，直径约 2cm，境界清楚，肿瘤表面有完整的包膜包裹，切面部分区域呈囊性。

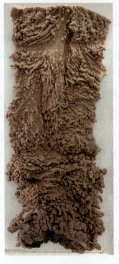

图 5-1　多发性结肠息肉　　　　　　图 5-2　甲状腺腺瘤

3. 卵巢黏液性囊腺瘤（ovarian mucinous cystadenoma）（图 5-3）

卵巢被巨大的囊状肿瘤取代，原有卵巢的结构被破坏。肿瘤呈囊性，切面见大小不等的多个囊腔，有的腔内可见灰白色胶冻状内容物，囊壁薄而光滑。

4. 皮肤鳞状细胞癌（cutaneous squamous cell carcinoma）（图 5-4）

标本取自背部皮肤，表面见一菜花样肿块，灰白色，切面可见肿瘤底部向基底部的皮肤深部浸润。

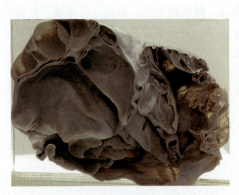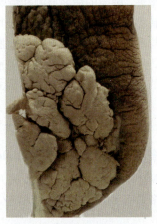

图 5-3　卵巢黏液性囊腺瘤　　　　图 5-4　皮肤鳞状细胞癌

5. 乳腺癌（breast carcinoma）（图 5-5）

切除的乳腺组织可见乳腺皮肤呈橘皮状，乳头明显内陷；切面可见灰白色肿块，边界不清，向周围侵犯脂肪及肌肉组织，局部与皮肤粘连；肿块周围可见数枚肿大的淋巴结，剖开后可见切面灰白色，质地同乳腺癌组织。

6. 淋巴结转移性黑色素瘤（metastatic melanoma of lymph nodes）（图 5-6）

该标本为切除的淋巴结组织，切面可见淋巴结体积增大，部分淋巴结互相融合，质实，颜色呈棕褐色。

7. 肺转移癌（lung metastasis）（图 5-7）

在肺切面上可见弥漫分布的多个大小不等、境界清楚的灰白色结节，结节呈圆形或椭圆形。

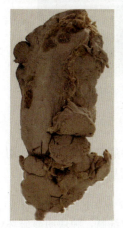 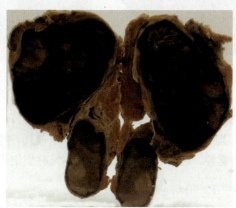 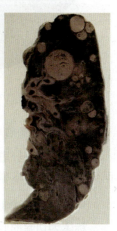

图 5-5　乳腺癌　　　　图 5-6　淋巴结转移性黑色素瘤　　　　图 5-7　肺转移癌

8. 大网膜种植性转移癌（implant metastases of the greater omentum）（图 5-8）

部分大网膜组织，大网膜明显变薄，其上布满大小不等，形状不一的灰白色的小结节。

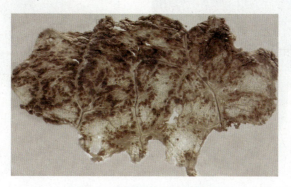

图 5-8　大网膜种植性转移癌

9. 皮下脂肪瘤（subcutaneous lipoma）（图 5-9）

皮下脂肪瘤，肿瘤分叶状，上附梭形皮肤，肿瘤表面可见完整的包膜；肿瘤呈灰黄色，质地柔软。

10. 子宫平滑肌瘤（leiomyoma of the uterus）（图 5-10）

子宫切面上可见多个大小不等的圆形结节，与周围组织界线清楚；结节灰白色，质地较韧，切面呈编织状。

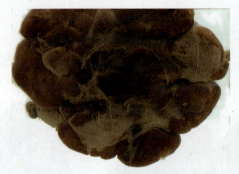
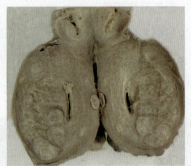

图 5-9　皮下脂肪瘤　　　　　图 5-10　子宫平滑肌瘤

11. 肝脏血管瘤（hemangioma of liver）（图 5-11）

切除的部分肝脏，其中大部分肝组织被肿瘤组织所取代，肿瘤呈海绵状结构，切面见无数个大小不等的囊腔，腔内含有血液，经福尔马林固定后呈黑色。

12. 骨肉瘤（osteosarcoma）（图 5-12）

标本为切除的胫骨上段，局部可见灰白色的肿块组织，质地细腻，肿块明显破坏骨皮质、骨髓腔及骨外软组织。

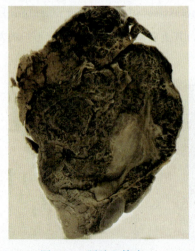
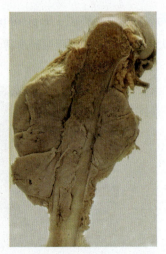

图 5-11　肝脏血管瘤　　　　　图 5-12　骨肉瘤

四、切片标本

1. 肉瘤（sarcoma）（图 5-13）

镜下可见弥漫分布的肿瘤细胞（图 5-13A），肿瘤细胞大小不等，形态不一，呈梭形、卵圆形或不规则形，可见明显的病理性核分裂象（图 5-13B），间质的胶原纤维较少。

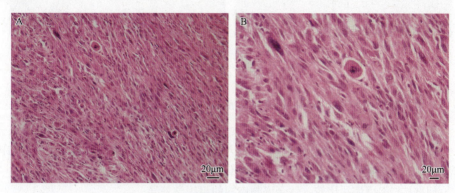

图 5-13　肉瘤

A. 低倍镜；B. 高倍镜

2. 骨肉瘤（图 5-14）

注意观察肿瘤细胞的组织结构异型性及细胞异型性的具体表现。

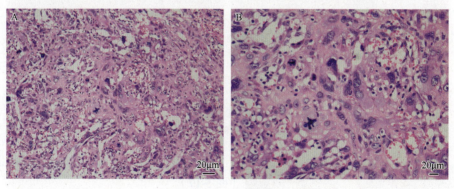

图 5-14　骨肉瘤

A. 低倍镜；B. 高倍镜

3. 多形性横纹肌肉瘤（图 5-15）

镜下可见肿块边缘有正常的骨骼肌组织，先观察正常肌组织的结构及细胞特点；对比正常组织观察肿瘤组织的特点：肿瘤组织结构具有明显的异型性（图 5-15A），肿瘤细胞的异型性表现为细胞大小不等，细胞核大小和形态多样，病理性核分裂象多见（图 5-15B）。

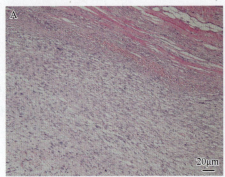
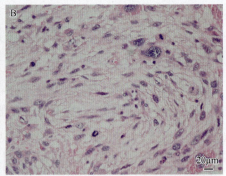

图 5-15　多形性横纹肌肉瘤

A. 低倍镜；B. 高倍镜

4. 食管鳞状细胞癌（esophageal squamous cell carcinoma）（图 5-16）

来源于食管鳞状上皮的恶性肿瘤，食管正常的组织结构被破坏，肿瘤细胞失去了正常的排列方式进而突破基底膜，并侵入肌层，肿瘤细胞形成明显的巢团状的结构（癌巢），部分癌巢中央可见红染层状的角化珠。

问题：与肉瘤切片比较，体会癌与肉瘤的组织学差异。

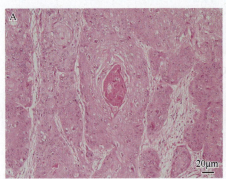
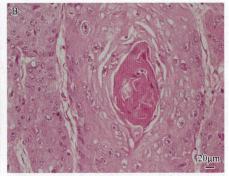

图 5-16　食管鳞状细胞癌

A. 食管鳞状细胞癌；B. 食管鳞状细胞癌（癌巢和角化珠）

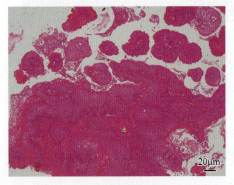

图 5-17　皮肤乳头状瘤

5. 皮肤乳头状瘤（cutaneous papilloma）（图 5-17）

肿瘤形成乳头状结构，外生性生长，乳头中心为纤维及血管组成的轴心，表面被覆增生的肿瘤细胞，细胞异型性比较小。

6. 结肠腺癌（adenocarcinoma of colon）（图 5-18）

低倍镜下观察（图 5-18A），左侧可见正常的肠黏膜组织，腺体大小较一致，上皮排列整齐；右侧为肿瘤组织，对比左侧观察一下右侧的肿瘤组织在结构及细胞形态上的异型性。高倍镜下（图 5-18B）可见肿瘤细胞形成大小不等、形状不一的腺腔样，细胞排列紊乱，细胞及细胞核大小不等，病理性核分裂象多见。

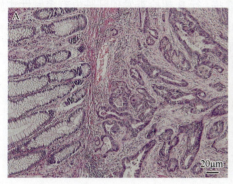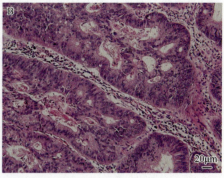

图 5-18　结肠腺癌

7. 直肠腺瘤（adenoma of rectum）（图 5-19）

肿瘤细胞形成大小不一的腺管样结构，有的腺管扩张成囊状，细胞排列不规则，但细胞大小较一致，无明显异型性，无核分裂象。

8. 淋巴结转移性腺癌（metastatic adenocarcinoma of lymph nodes）（图 5-20）

在淋巴结中可见输入淋巴管内、被膜下的边缘窦及小梁周围窦内出现异型的细胞，肿瘤细胞排列成不规则的腺管样结构，细胞体积大，细胞核大深染。

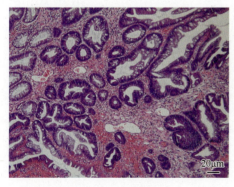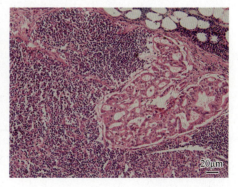

图 5-19　直肠腺瘤　　　　　图 5-20　淋巴结转移性腺癌

五、思　考　题

1. 肿瘤性增殖和非肿瘤性增殖的区别是什么？
2. 肿瘤的生长方式与一般形态的关系是什么？

3. 良恶性肿瘤的区别有哪些？

4. 一位直肠癌患者的手术切除直肠肿瘤的标本，病理检查发现肠系膜组织的淋巴管内有癌细胞栓子，能否就此认为肿瘤已经发生转移？为什么？

5. 女性患者，60 岁，有多年的高血压及糖尿病病史，长期大量地服用多种治疗疾病的药物，经常会出现腹胀、反酸、嗳气等消化不良的症状。6 个月前出现上腹部的间歇性疼痛伴明显的消瘦，近 1 个月症状逐渐加重，同时出现左侧锁骨上淋巴结的肿大。行胃镜检查发现胃窦小弯侧见一巨大溃疡，行 B 超检查发现肝脏内有多发性实质性占位，同时双侧卵巢增大，其内回声不好，盆腔有明显的积液。

该患者最可能患有什么疾病？其原发病灶在什么地方？哪些可能是转移灶？

（张　琳　徐玉婷）

第六章　心血管系统疾病

The Disease of Cardiovascular System

一、解剖学、组织学基础

1. 解剖学必备知识

（1）心血管系统组成及结构

1）心腔：心脏的四个心腔（左心房、左心室、右心房、右心室）。

2）心脏瓣膜：左心房与左心室之间的瓣膜是二尖瓣；右心房与右心室之间的瓣膜是三尖瓣。右心室与肺动脉之间的瓣膜是肺动脉瓣；左心室与主动脉之间的瓣膜是主动脉瓣。本章涉及瓣膜病变的瓣膜解剖结构基础还包括瓣膜的闭锁缘：心瓣膜闭锁缘指在心脏瓣膜关闭时，瓣膜相互接触的地方，这个部位由于瓣膜的张开和关闭，易发生损伤，暴露其下的胶原，为形成瓣膜赘生物提供条件。

3）心脏主要冠状动脉供血区

左前降支供血区：左室前壁、心尖部及室间隔前 2/3。

右冠状动脉主干供血区：左室后壁、室间隔后 1/3 及右室大部。

左旋支供血区：左室侧壁。

2. 组织学必备知识

（1）心脏组织学：心内膜、心肌膜、心外膜。

（2）动脉

1）大动脉

内膜：内弹性膜与中弹性膜相连，分界不明显。

中膜：主要由弹性膜组成。

外膜：外弹性膜不明显。

2）中动脉

内膜：内弹性膜明显。

中膜：主要由平滑肌组成。

外膜：外弹性膜明显。

3）小动脉：中膜有数层平滑肌，大多没有外弹性膜。

4）细动脉：中膜有 1～2 层平滑肌。

二、本 章 概 述

1. 重点掌握

动脉粥样硬化，高血压，风湿性心脏病，感染性心内膜炎的病变性质、病理变化与临床病理联系。

2. 知识点

①掌握动脉粥样硬化的基本病理变化和复合性病变,熟悉重要器官的动脉粥样硬化及对机体的影响;掌握冠状动脉硬化性心脏病的概念及病变;心绞痛的概念、心肌梗死大体形态特点及对机体的影响,熟悉心肌梗死的并发症。②掌握缓进型高血压的病理变化及对机体的影响,了解病因和发病机制。③掌握风湿病的基本病变,掌握风湿性心脏病的病变及后果;了解风湿病的病因与发病机制;了解风湿性关节炎及其他部位风湿病的病理变化。④掌握慢性心瓣膜病的发生、病理变化及血流动力学改变。

三、大 体 标 本

1. 慢性风湿性心内膜炎(图 6-1)

两个标本剖面均为左心房及左心室,暴露的瓣膜为二尖瓣,可见二尖瓣瓣膜局部增厚,瓣叶卷曲、短缩,左心房扩张明显。

问题:通过大体标本的学习,思考瓣膜改变的原因;左心房扩张的原因;血流动力学改变。

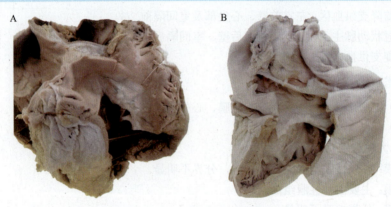

图 6-1　慢性风湿性心内膜炎

2. 急性感染性心内膜炎

图 6-2A 标本剖面为左心室,可见二尖瓣上附灰白色大块瓣膜赘生物;图 6-2B 标本剖面为左心室及主动脉,暴露的瓣膜为主动脉瓣,可见主动脉瓣瓣膜破裂、穿孔及部分缺失,瓣膜赘生物已掉落。

问题:感染性心内膜炎赘生物与风湿性心内膜炎赘生物的区别及二者引起的瓣膜病变的特点。

A

B

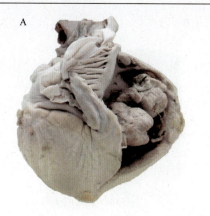
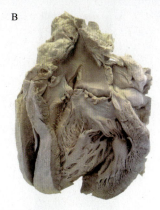

图 6-2　急性感染性心内膜炎

3. 高血压心脏病

整个心脏标本可见体积明显增大，标本剖面为左心室，左心室腔明显扩张。左心室壁瓣膜下 1.5cm 处心室壁厚度大于 1.5cm，乳头肌扁平。

问题：向心性肥大与离心性肥大形成的原因。

4. 原发性颗粒性固缩肾（图 6-3）

标本为肾脏，体积明显变小，质地变硬。肾脏表面皮质区弥漫性细颗粒状。经肾门最大面剖开肾脏可见肾脏皮质变薄。

问题：高血压引起肾脏改变的原因。

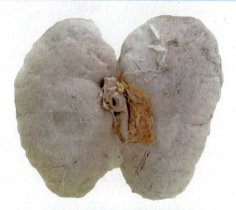

图 6-3　原发性颗粒性固缩肾

5. 主动脉粥样硬化

图 6-4A 标本为剪开的主动脉，由动脉分支血管的分布判断为胸主动脉部分，主动脉内膜面可见呈条纹分布的脂纹期改变；图 6-4B 标本为剪开的主动脉，可见内膜面呈蜡滴状及粥糜样的纤维板块及粥样斑块。

问题：主动脉粥样硬化的结局。

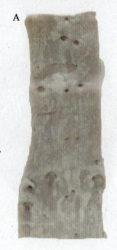
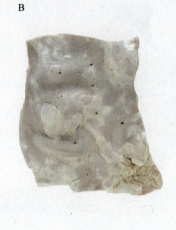

图 6-4　主动脉粥样硬化

6. 脑底动脉粥样硬化（图 6-5）

标本暴露的动脉为脑底基底动脉，可见基底动脉主干及其部分分支管壁增厚、变硬，透过血管壁可见微黄、乳白色斑块，有斑块形成的血管壁不透明，而没有斑块形成的部分血管能透过血管壁观察到血液的颜色。

问题：脑底动脉粥样硬化的结局。

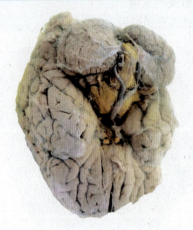

图 6-5　脑底动脉粥样硬化

四、切片标本

1. 冠状动脉粥样硬化

部分切片周边可见少部分心肌，冠状动脉管腔明显狭窄，且为偏心性狭窄。从管腔面依次观察纤维帽、坏死崩解物、胆固醇结晶裂隙、钙盐沉着（图 6-6A），斑块底部可见肉芽组织及泡沫细胞（图 6-6B）。

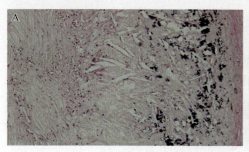
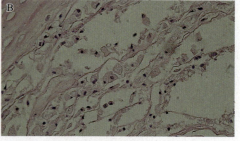

图 6-6　冠状动脉粥样硬化

2. 原发性颗粒性固缩肾

本例病变主要在细小动脉，镜下可见细动脉管壁玻璃样变性（图 6-7A）；小动脉内膜增生（图 6-7B），管壁增厚，管腔狭窄明显，部分管壁玻璃样变性。部分肾小球节段性玻璃样变性，周围肾小管萎缩、消失。部分肾小管管腔内可见均质、红染的蛋白管型。

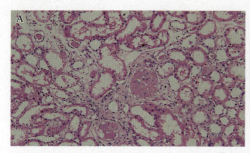
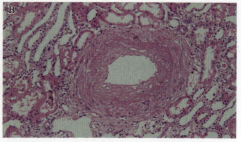

图 6-7　原发性颗粒性固缩肾

3. 风湿性心肌炎

心肌间质、小血管旁可见梭形的风湿小体（图 6-8A），中间可见纤维素样坏死，坏死周围可见风湿细胞（图 6-8B）、淋巴细胞。重点观察风湿细胞的特点：枭眼样细胞核及毛虫状细胞核。

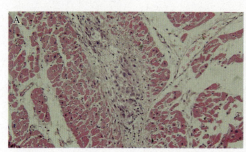
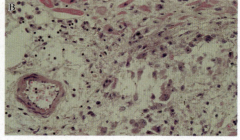

图 6-8　风湿性心肌炎

4. 感染性心内膜炎（图 6-9）

镜下可见瓣膜一侧附着赘生物，赘生物主要由血小板及纤维素组成，其间可见成团分布的蓝色细菌菌落，注意跟风湿性心内膜炎鉴别。

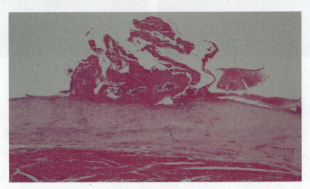

图 6-9　感染性心内膜炎

五、思　考　题

1. 动脉粥样硬化的基本病理变化是什么？粥样斑块的继发性病变是什么？
2. 简述原发性颗粒性固缩肾与动脉粥样硬化性固缩肾的大体及镜下表现。
3. 风湿性心脏病的病理变化是什么？
4. 三种心内膜炎的区别是什么？
5. 二尖瓣狭窄及关闭不全的血流动力学改变是什么？

（刘清华　孙　卓　张　琳）

第七章　呼吸系统疾病
Disease of Respiratory System

一、解剖学、组织学基础

1. 解剖学必备知识

（1）呼吸系统组成：由鼻、咽、喉、气管、主支气管和肺组成。从鼻腔到肺内终末细支气管负责传导气体，称为导气部；从肺内的呼吸性细支气管至末端的肺泡负责气体交换，称为呼吸部。

（2）气管和主支气管：为肺外气体通道，主支气管由肺门处进入肺内（左主支气管分为两支叶支气管，右主支气管分为三支叶支气管）。

（3）肺：分为实质和间质，实质为肺内支气管的各级分支及其终末的大量肺泡，间质包括肺内结缔组织及其中的血管、淋巴管和神经。主支气管进入肺后，顺序分支为叶支气管、段支气管、小支气管、细支气管（管径 1mm 左右）、终末细支气管（管径 0.5mm 左右）、呼吸性细支气管、肺泡管、肺泡囊和肺泡。每一细支气管连同它的各级分支和肺泡，组成一个肺小叶。

2. 组织学必备知识

（1）气管和主支气管：管壁由内到外分为黏膜层、黏膜下层和外膜层。

（2）肺：分为肺实质和肺间质（图 7-1）。肺实质又分为导气部和呼吸部。导气部的叶支气管至小支气管管壁主要结构依次为黏膜上皮、固有层、黏膜下层和外膜。细支气管黏膜上皮由起始段的假复层纤毛柱状上皮逐渐变为单层柱状纤毛上皮。终末细支气管内衬单层柱状纤毛上皮。呼吸部又包括呼吸性细支气管、肺泡管、肺泡囊和肺泡。肺泡上皮由Ⅰ型和Ⅱ型肺泡细胞构成。

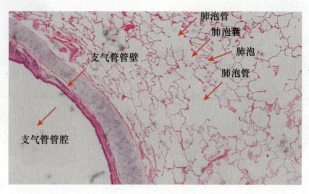

图 7-1　正常肺组织

二、本章概述

1. 重点掌握

大叶性肺炎及小叶性肺炎的病理变化、临床病理联系、并发症及二者的不同点；慢性支气管炎、肺气肿及肺心病的发病机制、病理变化及其之间的关系。肺癌和鼻咽癌的大体和组织学类型及其形态特征。

2. 知识点

肺炎的类型，细菌性肺炎的病因、发病机制，各期病变、并发症及临床病理联系，病毒性肺炎的病变特点，慢性支气管炎，肺气肿，肺心病的病因、发病机制、病理变化及临床病理联系，硅肺的病因、发病机制、各期病变特点及后果，肺癌及鼻咽癌的病因、常见类型、形态特征及转移途径。

三、大体标本

1. 大叶性肺炎（图 7-2）

标本为肺组织的两叶，切面呈灰色，散在少量黑色炭末沉积，质地坚实如肝脏，示大叶性肺炎灰色肝样变期。

> 问题：大叶性肺炎有哪些并发症？

2. 有机性肺炎（肺肉质变）（图 7-3）

肺组织体积缩小，质地坚实，切面灰白色，质地致密，基本上见不到正常肺组织。胸膜灰白色，因严重纤维化而明显增厚，局部已剖开。

> 问题：肺肉质变发生的主要原因是什么？

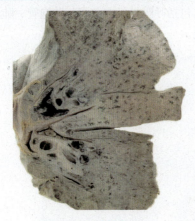 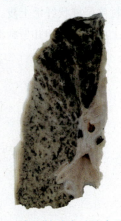

图 7-2 大叶性肺炎　　　　图 7-3 有机性肺炎（肺肉质变）

3. 小叶性肺炎（图 7-4）

标本为一幼儿肺脏，肺脏切面见多灶质地坚实病灶，部分区域融合成片，仅少许区域残留有疏松组织结构，该标本示融合性小叶性肺炎。

问题：大叶性肺炎和小叶性肺炎的区别是什么？

4. 支气管扩张症（图7-5）

肺切面见多个支气管呈囊状或圆柱状扩张，横断面呈蜂窝状，管壁明显增厚。周围肺组织质地致密，纤维结缔组织增生，局部略呈灰白色。胸膜增厚，纤维组织增生、粘连。

问题：支气管扩张症形成的原因主要有哪些？

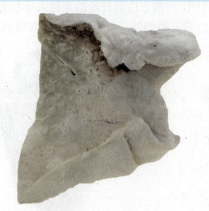

图 7-4 小叶性肺炎　　　图 7-5 支气管扩张症

5. 肺气肿（图7-6）

肺组织颜色苍白，体积增大，饱满，边缘变钝。切面呈海绵状，弥漫分布多个小囊腔，壁薄，针尖至芝麻大小。

问题：肺泡性肺气肿主要累及的部位是哪里？又是如何进一步分型的？

6. 硅肺（图7-7）

肺组织体积增大，颜色深蓝色，表面及切面可见大量黑色炭末沉积，切面质地实，散在多个灰白色质实病灶，粟粒大小，为硅结节，胸膜弥漫增厚，纤维化。

问题：硅肺的基本病理变化是什么？

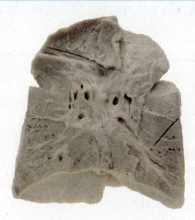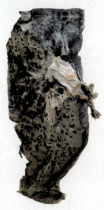

图 7-6 肺气肿　　　图 7-7 硅肺

7. 肺癌

（1）中央型肺癌（图 7-8A）：全切一侧肺脏组织，主支气管处可见一较大灰白色肿块，质地实，肿物向周围组织浸润，与周围组织分界不清。

（2）周围型肺癌（图 7-8B）：一片肺叶组织，近肺被膜处可见一灰白色肿块，质地实，与周围组织分界不清。

（3）弥漫型肺癌：全切一侧肺脏组织，肿物已由最开始的粟粒大小相互融合成片。整侧肺组织切面质地坚实，色灰白，已累及整侧肺，看不到任何正常肺组织区域。

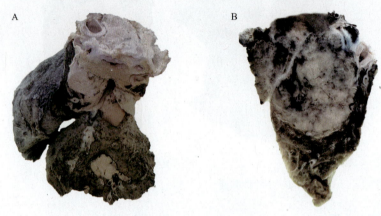

图 7-8　肺癌

A. 中央型肺癌；B. 周围型肺癌

四、切片标本

1. 大叶性肺炎

低倍镜下观察整张切片（图 7-9A），肺泡结构存在且完整，肺泡腔内有大量填充物。高倍镜下观察肺泡腔内的填充物主要为炎性渗出物（图 7-9B），仔细观察炎性渗出物的主要成分是什么？肺泡壁又有什么样的变化？

问题：通过该张切片的镜下表现判断主要为大叶性肺炎的哪一期？患者又会有什么样的临床症状？

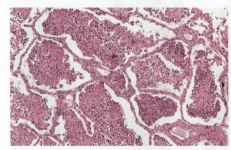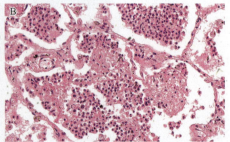

图 7-9　大叶性肺炎

2. 小叶性肺炎

低倍镜下观察整张切片，病灶散在分布，病灶中心多可见到小支气管或细支气管，部分黏膜上皮脱落，病灶中小支气管或细支气管管腔及其周围的肺泡腔内有较多中性粒细胞、少量红细胞及脱落的肺泡上皮细胞。病灶周围肺组织充血，可有浆液渗出，部分肺泡过度扩张（代偿性肺过度充气）（图 7-10）。

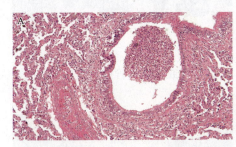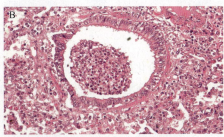

图 7-10　小叶性肺炎

3. 硅肺

肺组织内散在分布多个大小不等的硅结节，包括细胞性结节、纤维性结节及已发生玻璃样变的玻璃样结节。有的结节中央呈蓝色，已发生钙化。周围肺组织大量纤维组织增生及炭末沉着。肺泡腔内大量巨噬细胞。肺膜显著增厚（图 7-11）。

问题：试分析由硅肺发展为肺源性心脏病的过程。

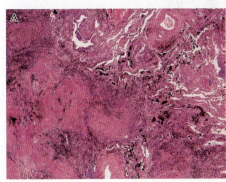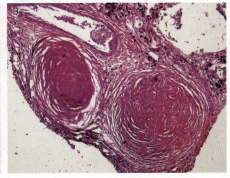

图 7-11　硅肺

4. 肺癌

（1）小细胞癌：肿瘤细胞弥漫分布或呈片状、条索状，体积小，呈圆形或卵圆形，似淋巴细胞，也可呈梭形或燕麦形，胞质少，似裸核（图 7-12）。

问题：小细胞肺癌可有哪些免疫组化标志物阳性？

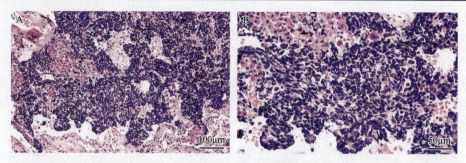

图 7-12　小细胞肺癌

（2）肺高分化腺癌：癌细胞沿肺泡壁、肺泡管壁或细支气管壁生长，肺泡间隔大多数未被破坏，肺泡轮廓依然存在（图 7-13）。

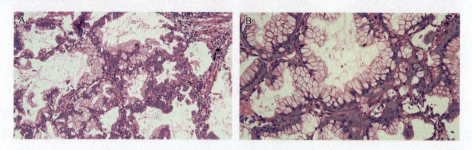

图 7-13　肺高分化腺癌

五、思　考　题

1. 试述硅肺的基本病变及主要并发症。
2. 呼吸系统疾病中哪些可以导致肺源性心脏病？其发病机制是什么？
3. 慢性支气管炎患者咳嗽、咳痰的病理基础是什么？

（孙晋敏　孙　卓　徐玉婷　李琳琳）

第八章 消化系统疾病
Disease of Digestive System

一、解剖学、组织学基础

1. 食管

食管为一条大约 25cm 长的肌性管道，自颈部在后纵隔向下，穿过膈肌到达胃。食管内衬非角化的复层鳞状上皮，在胃食管交界处突然移行为胃黏膜。

2. 胃

消化管的最膨大部分，大部分位于腹上部的左季肋区。上端与食管相续的入口为贲门，下端连接十二指肠的出口为幽门。上缘凹向右上方为胃小弯，下缘凸向左下方为胃大弯。贲门平面以上向左上方膨出的部分为胃底，靠近幽门的部分为幽门部；胃底和幽门部之间的部分为胃体。

胃壁由黏膜层、黏膜下层、肌层及浆膜层构成。胃的黏膜层折叠形成规则的皱襞。大、小弯侧的浆膜分别与大、小网膜接续。

胃黏膜的内衬上皮由均一的黏液细胞构成，不含杯状细胞。每个管状腺体开口于表面的胃小凹。胃的腺体在不同的部位有所差异：

（1）在贲门部，即胃食管交界处，腺体主要由黏液细胞构成。

（2）在胃体和胃底部，腺体包含了分泌盐酸的壁细胞（泌酸细胞）和分泌胃蛋白酶的主细胞（胃酶细胞），壁细胞同时也分泌内因子。

（3）在幽门窦部，腺体主要由黏液细胞构成（图 8-1，图 8-2）。

胃的主要功能是储存食物，并且把食物小量而规律地运送到十二指肠。酸性胃液中含有蛋白酶，参与食物消化，并具有抗菌的作用。胃具有一定的吸收功能，小分子物质如铁离子、乙醇及氨基酸都可以在胃被吸收。

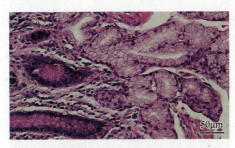

图 8-1 胃窦黏膜

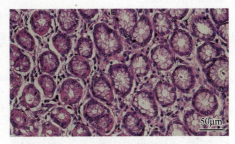

图 8-2 胃体黏膜

3. 肠道

上接胃幽门，止于肛门直肠连接。以回盲瓣为界，上半段统称为小肠，下半段统称为大肠。小肠由十二指肠、空肠及回肠构成，在成人长约 6m。大肠由盲肠、升结肠、横结肠、降结肠、乙状结肠及直肠构成，在成人总长度约 1.5m。

肠壁有四层结构：

（1）黏膜层（图 8-3）：被覆腺上皮，在小肠黏膜可以看到绒毛和腺窝。绒毛可以增加小肠黏膜表面积，利于吸收。结肠黏膜没有绒毛，只有腺窝。

（2）黏膜下层：包含了血管、淋巴管及神经丛。

（3）肌层：在小肠有两层平滑肌。在大肠，纵行平滑肌变得纤细，形成结肠带。平滑肌的主要作用是促进肠蠕动。在两层平滑肌间有肌间神经丛调节肠蠕动。

（4）浆膜层：构成腹膜腔的脏层。

4. 肝

位于右纵隔下、右肋弓的下部。肝左叶位于上腹部，因此不受肋弓的保护。正常肝脏质地较硬，表面光滑。

肝的基本结构和功能单位为肝小叶（图 8-4）。每个肝小叶直径为 1～2mm，肝小叶由肝细胞组成，是相互连接的索状结构（肝索），围绕中央静脉呈放射状排列。肝索之间的狭小空隙为肝血窦，内衬内皮细胞。肝小叶之间的间质区为汇管区。围绕着肝小叶的单层肝细胞为界板。肝细胞索通常由一层细胞构成。单个的肝细胞体积较大，细胞核呈圆形位于细胞中央，可以见到显著的核仁，细胞质较丰富。

肝细胞和肝窦之间有一个狭小的空隙称为 Disse's space（迪塞间隙），又称窦周隙，其内可见到特化的巨噬细胞，即库普弗细胞，分散在内皮细胞之间。

正常的肝具有强大的功能储备。肝功能正常的情况下，即便切除 80% 的肝脏，剩余的肝组织也能正常工作。肝脏在合成、排泄及代谢方面具有重要作用。

（1）合成作用：血浆白蛋白、许多球蛋白，包括 α_1- 抗胰蛋白酶和一系列凝血因子都在肝脏合成。

（2）排泄作用：许多物质可以通过胆汁经肝排出。胆汁中的主要组成成分是胆红素。在胆汁中还可以见到胆固醇、尿胆素原及胆汁酸。

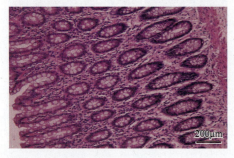

图 8-3　小肠黏膜

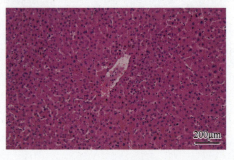

图 8-4　肝小叶

（3）代谢作用：肝在三大能量（糖、脂和蛋白质）代谢及解毒方面发挥着重要的作用。

5. 胆管

胆管系统由胆小管起始，它是围绕着肝细胞内衬复杂微绒毛的细小管道。胆小管汇集成小叶内胆管，再流向汇管区的小叶间胆管（图8-5）。

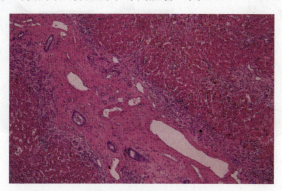

图 8-5　汇管区及界板

二、本章概述

1. 重点掌握

消化性溃疡的病理变化及并发症；病毒性肝炎的基本病理变化，临床病理类型及各型的病理变化；肝硬化的概念、发生发展、常见类型及形态特征，门脉性肝硬化的病变及其临床病理联系。坏死后性肝硬化的病变及其临床病理联系；原发性肝癌的大体类型及组织学类型。

2. 知识点

慢性萎缩性胃炎、消化性溃疡的病因、发病机制、病理变化、结局及并发症；病毒性肝炎的病因、发病机制、基本病理变化、临床病理类型、各型的病理变化及临床病理联系；肝硬化的概念及分类、门脉性、坏死后性和胆汁淤积性肝硬化的病因、发病机制、病理变化及临床病理联系，假小叶的概念、腹水形成的原因，侧支循环开放，门脉高压的临床表现及肝功能障碍的临床表现；原发性肝癌的病因、大体及组织类型，蔓延及转移，临床病理联系；胃癌、食管癌、结肠癌的病因、病理变化、扩散及转移、临床病理联系，早期食管癌、早期胃癌、革囊胃、小肝癌型的概念，大肠癌 Dukes 分期。

三、大体标本

1. 慢性萎缩性胃炎（图8-6）

标本为胃部分切除组织，边缘残留正常的黏膜皱襞。病变胃黏膜皱襞消失，变得平坦，色灰白。

2. 胃溃疡（图 8-7 ）

胃黏膜面可见一个直径约 1.5cm 的缺损。该缺损形态呈较规则的类圆形，较深，边缘整齐，底部平整，周围黏膜皱襞向溃疡集中。

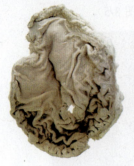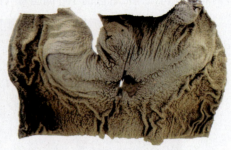

图 8-6　慢性萎缩性胃炎　　　　　　图 8-7　胃溃疡

3. 食管癌

可分为髓质型、溃疡型、蕈伞型、缩窄型。食管癌通常发生在食管中 1/3 段。肉眼观早期食管癌表现为黏膜面斑块状增厚。进展期食管癌较多见的类型依次为：①癌组织在食管壁浸润性生长，质地柔软，似脑回（髓质型）（图 8-8A）；②癌组织可以向管腔内生长，形成息肉或蕈伞样结构（蕈伞型）；③肿物中央可坏死脱落，形成边缘外翻的恶性溃疡（溃疡型）（图 8-8C）；④肿物可以浸润至黏膜下层，并围绕食管一周形成环形结构（缩窄型）（图 8-8B）。肿瘤能够促进纤维组织增生，引起食管狭窄。

A　　　　　　　　　　　B　　　　　　　　　　　C

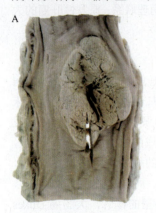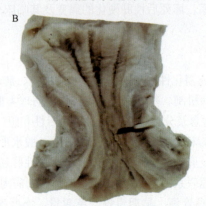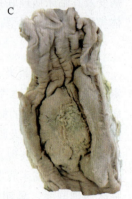

图 8-8　食管癌

A. 食管癌髓质型；B. 食管癌缩窄型；C. 食管癌溃疡型

4. 胃癌

（1）蕈伞型：肿物向胃腔呈外生性生长，形成肉眼可见的明显肿块（图 8-9A）。

（2）溃疡型：肿物中央缺损，类似消化性溃疡，边缘高耸、外翻，呈火山口状（图 8-9B）。

（3）浸润型：病变弥漫，没有肉眼可见明显的肿物，表现为胃壁弥漫增厚、变硬，似皮革做成的囊袋，称为皮革样胃（图8-9C）。

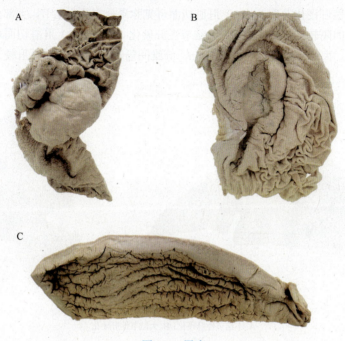

图 8-9　胃癌

A.胃癌蕈伞型；B.胃癌溃疡型；C.皮革样胃

5. 结直肠癌

可分为隆起型（图8-10A）、溃疡型、浸润型。右半结肠癌往往形成巨大肿块向管腔内突出，左半结肠癌则更容易围绕肠管累及整个管周，造成管腔收缩狭窄。

直肠癌绝大多数则形成边缘外翻的恶性溃疡状（图8-10B）。

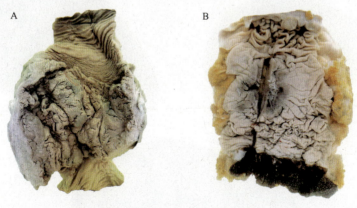

图 8-10　结直肠癌

A.结直肠癌隆起型；B.结直肠癌浸润型

6. 肝硬化

小结节性肝硬化（图 8-11A）肝脏切面可见弥漫分布的小结节，大部分直径小于 3mm，纤维间隔较细，均匀一致；大结节性肝硬化（图 8-11B）肝脏切面可见弥漫分布的大结节，大部分结节直径大于 3mm，纤维间隔较宽；混合结节性肝硬化大小结节混合。

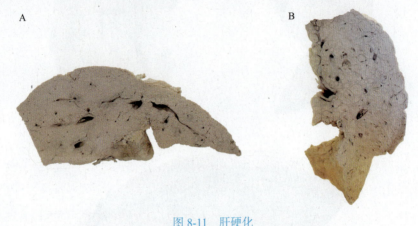

图 8-11　肝硬化

A. 小结节性肝硬化；B. 大结节性肝硬化

7. 原发性肝癌

巨块型肝癌（图 8-12A）肝脏切面可见肿瘤体积巨大，可见多处坏死及出血；结节型肝癌（图 8-12B）肝脏切面可见多个肿瘤结节，圆形或椭圆形，其他区域肝脏可见肝硬化背景；弥漫型肝癌（图 8-12C）肝脏切面可见淡黄色癌组织弥漫分布。

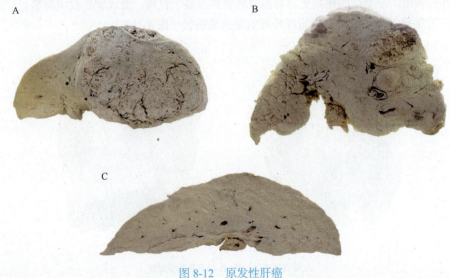

图 8-12　原发性肝癌

A. 巨块型肝癌；B. 结节型肝癌；C. 弥漫型肝癌

8. 肝转移癌（图 8-13）

肝脏切面可见数个大小不等的类圆形结界，色灰红。

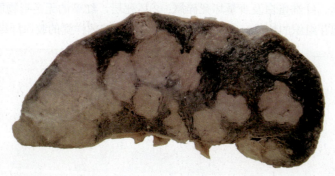

图 8-13　肝转移癌

四、切片标本

1. 慢性萎缩性胃炎

胃黏膜固有腺体数量减少，体积变小（图 8-14A）；慢性炎症细胞（主要为淋巴细胞）向黏膜深层浸润，部分区域可见淋巴滤泡形成（图 8-14B）。肠上皮化生，可见到杯状细胞，部分区域可见腺体囊性扩张（图 8-14C）。

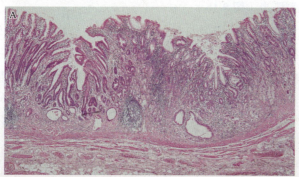

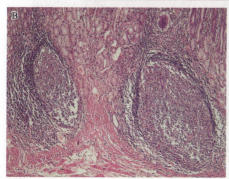
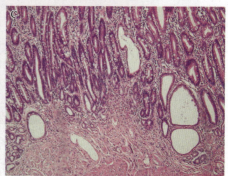

图 8-14　慢性萎缩性胃炎

2. 胃溃疡

溃疡底部有 4 层结构，由内而外依次为：①渗出层，由急性炎性渗出物构成，包括中性粒细胞、纤维蛋白及少量坏死碎屑；②坏死层，红染的无定形物质；③肉芽组织层（参见肉芽组织的构成）；④瘢痕层，均质红染、玻璃样变的胶原纤维（图 8-15）。

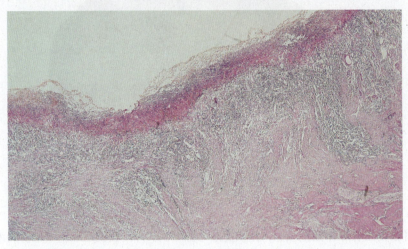

图 8-15　胃溃疡

3. 慢性普通型肝炎（图 8-16）

肝组织呈弥漫细胞水肿，脂肪变性。肝窦受挤压，结构不清。汇管区大量淋巴细胞浸润。偶见点状坏死。

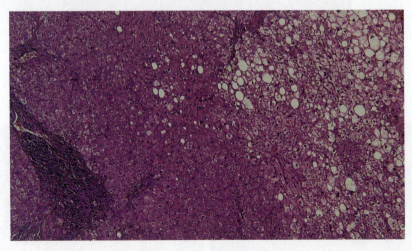

图 8-16　慢性普通型肝炎

4. 肝硬化（图 8-17）

正常肝小叶结构消失，由大小不等的假小叶取代。假小叶内肝细胞排列紊乱，肝静脉缺如、偏位，或者可见汇管区的结构。

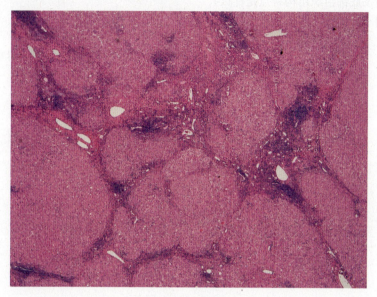

图 8-17 肝硬化

5. 肝细胞癌（图 8-18）

在肝硬化背景上，部分肝细胞核增大，形态不规则，并可见病理性核分裂象。

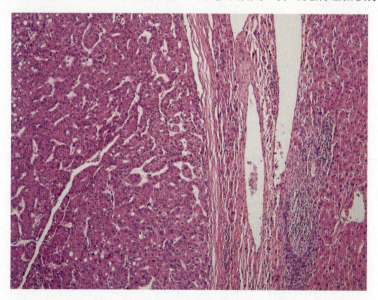

图 8-18 肝细胞癌

五、思 考 题

1. 良、恶性溃疡大体形态特点区别是什么？
2. 溃疡底部组织结构特点是什么？
3. 假小叶的形态特点是什么？

（郭羽白 孙 卓 张 琳 李琳琳）

第九章　淋巴造血系统疾病

Disorders of Hematopoietic and Lymphoid System

一、解剖学、组织学基础

1. 解剖学必备知识

淋巴造血系统组成及结构：淋巴造血系统包括髓样组织和淋巴样组织两个部分。髓样组织主要由骨髓和血液构成，骨髓是各种造血细胞成分生成和发育的场所，包括红细胞、粒细胞、单核细胞和巨核细胞等，这些细胞在骨髓内发育成熟后释放到外周血。淋巴样组织包括胸腺、脾和淋巴结等淋巴器官，以及在人体广泛分布的结外淋巴组织，如扁桃体、腺样体、肠黏膜固有层的集合和孤立淋巴小结群等。

2. 组织学必备知识

（1）淋巴器官

1）胸腺：被膜、皮质、髓质（胸腺小体）。

2）淋巴结：被膜与小梁、皮质（淋巴滤泡、滤泡间区、皮质淋巴窦）、髓质（淋巴索和髓质淋巴窦组成）。

3）脾：被膜与小梁、白髓（脾小体）、红髓（脾窦、脾索、边缘区）。

4）腭扁桃体：被膜、淋巴组织、黏膜上皮和隐窝。

（2）淋巴细胞：均来自骨髓造血干细胞。

1）B细胞：在骨髓内发育成熟后进入外周淋巴组织，受抗原刺激后进入淋巴滤泡生发中心，经历体细胞高频突变、抗原类型转化等过程，出生发中心，发育成浆细胞和记忆细胞。浆细胞能生成特异性抗体，记忆细胞受到抗原同类再次刺激后能迅速产生免疫反应。

2）T细胞：T细胞分化最早期的非抗原依赖性阶段发生于骨髓，稍后的阶段发生于胸腺皮质。

二、本章概述

1. 重点掌握

（1）常见的良性淋巴结增生性病变及其病理变化。

（2）霍奇金淋巴瘤的分类、病理变化及对机体的影响。

（3）了解非霍奇金淋巴瘤的分型。

2. 知识点

RS细胞，霍奇金淋巴瘤的病理亚型，非霍奇金淋巴瘤的常见类型。

三、大体标本

1. 正常组织

（1）胸腺（thymus）（幼儿胸腺）：分为左右两叶，表面有薄层粉红色被膜，内部呈许多大小不等的小叶。小叶周边深紫蓝色者为皮质，小叶中央色浅者为髓质，皮质不完全包裹每个小叶的髓质。

（2）淋巴结（lymph node）：切面呈椭圆形，表面有粉红色薄层被膜，被膜下深紫蓝色部分为皮质，中央染色深浅不一的部分为髓质。

（3）脾（spleen）：在新鲜的脾切面，可见大部分组织为深红色，称红髓；其间有散在分布的灰白色点状区域，称白髓，二者构成了脾的实质。脾富含血管，脾内淋巴组织形成的各种微细结构沿血管有规律地分布。

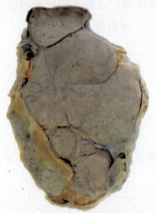

（4）腭扁桃体（palatine tonsil）：一侧为扁桃体的咽腔面，紫蓝色部分是上皮，上皮下的淋巴组织着色较深；其咽壁侧是粉红色的被膜。

2. 反应性淋巴结炎（reactive lymphadenitis）

发炎的淋巴结肿胀、呈灰红色。

3. 霍奇金淋巴瘤（Hodgkin lymphoma, HL）（图 9-1）

受累淋巴结肿大，随着病程进展，相邻的肿大淋巴结彼此粘连、融合，直径可达到 10cm 以上，不活动。随着纤维化程度的增加，肿块质地由软变硬。肿块常呈结节状，切面灰白色，呈鱼肉样。

图 9-1　霍奇金淋巴瘤

四、切片标本

1. 胸腺（thymus）

被膜结缔组织呈片状伸入胸腺内部形成小叶间隔，将实质分隔成许多不完全分离的胸腺小叶，每个小叶都有皮质和髓质两部分。①皮质以胸腺上皮细胞为支架，间隙内含有大量胸腺细胞和少量其他基质细胞。②胸腺小体是胸腺髓质的特殊性结构，直径 30～150μm，散在分布，由胸腺上皮细胞呈同心圆状排列而成。

2. 淋巴结（lymph node）

皮质由浅层皮质、副皮质区及皮质淋巴窦构成。浅层皮质含淋巴小结和小结之间的弥散淋巴组织，为 B 细胞区。副皮质区位于皮质深层，为较大片的弥散淋巴组织，其淋巴细胞主要为 T 细胞，与浅层皮质及髓质均无明显界线。皮质淋巴窦包括被膜下方和小梁周围的淋巴窦，分别称被膜下窦和小梁周窦，二者是相通连的。髓质位于淋巴结中心，由髓索和其间的髓窦组成。淋巴小结又称淋巴滤泡，为直径 1～2mm 的球形小体，有较明确的界线，含大量 B 细胞和一定量的辅助性 T 细胞、滤泡树突状细胞、巨噬细胞等。淋巴小结受抗原刺激后增大，并形成生发中心。

3. 脾（spleen）（图 9-2）

被膜和脾门的结缔组织伸入脾内形成小梁，构成脾的粗支架。白髓被染成紫蓝色，沿中央动脉分布，由动脉周围淋巴鞘、淋巴小结和边缘区构成。红髓分布于被膜下、小梁周围及白髓边缘区外侧的广大区域，含大量红细胞，故染色较红，由脾索和脾血窦组成。脾索含较多 B 细胞、浆细胞、巨噬细胞和树突状细胞；红细胞与有核细胞聚集呈红蓝色点状相间，据此可与血窦、白髓相区别。

4. 腭扁桃体（palatine tonsil）

上皮为未角化的复层扁平上皮，上皮向固有层凹陷形成隐窝，隐窝上皮内可见有许多淋巴细胞。固有层位于上皮下及隐窝周围，有大量淋巴小结和弥散淋巴组织。

5. 急性非特异性化脓性淋巴结炎（acute nonspecific pyogenic lymphadenitis）

可见淋巴滤泡增生，生发中心扩大，有大量核分裂象。如果是化脓菌感染，滤泡生发中心可能会发生坏死，形成脓肿；而在感染不太严重时，可见一些中性粒细胞在滤泡周围或淋巴窦内浸润，窦内皮细胞增生。病毒感染时则以副皮质区增生为主，其中可见一些活化的、核形不规则的细胞和 T 免疫母细胞。

6. 慢性非特异性化脓性淋巴结炎（chronic nonspecific pyogenic lymphadenitis）（图 9-3）

常引起淋巴结反应性增生，根据病因不同，淋巴结的病理改变可表现为淋巴滤泡增生、副皮质区淋巴增生和窦组织细胞增生等不同的形态学改变。

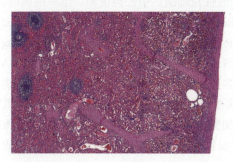
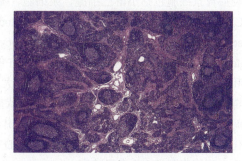

图 9-2　脾　　　　　　　　　图 9-3　慢性非特异性化脓性淋巴结炎

7. 淋巴结的特殊感染（special infection of lymph nodes）

由特殊的病原微生物引起，有特殊的病理形态学改变如出现肉芽肿等。

8. 霍奇金淋巴瘤（Hodgkin lymphoma，HL）（图 9-4）

HL 包括经典型霍奇金淋巴瘤（CHL）和非经典型霍奇金淋巴瘤，后者又称为结节性淋巴细胞为主型霍奇金淋巴瘤（NLPHL）。

细胞形态上，HL 的肿瘤细胞主要为 RS 细胞（里-施细胞）及其变异型细胞。典型的 RS 细胞是一种直径 15～45μm 的双核或分叶核瘤巨细胞；胞质丰富，略嗜酸或

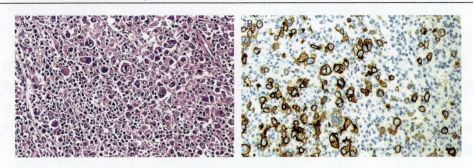

图 9-4 · 霍奇金淋巴瘤

A. HE 染色；B. 免疫组化 CD30

嗜碱性；核内有一大而醒目的、直径与红细胞相当的、包涵体样的嗜酸性核仁，核仁周围有空晕。双核 RS 细胞的两个核呈面对面排列，彼此对称，形似镜中之影，称为"镜影细胞"。此外，还有一些其他变异的 RS 细胞常见于 HL 的某些亚型中：①陷窝细胞，瘤细胞与周围细胞之间形成透明的空隙，好似细胞位于陷窝内。②多核瘤巨细胞，瘤细胞体积巨大，细胞核大、染色质粗，常可见大而明显的核仁。③木乃伊细胞，变性或凋亡的 RS 细胞，核固缩浓染，胞质嗜酸性，即所谓木乃伊化，又称"干尸"细胞。另外，NLPHL 中常见的肿瘤细胞称为 LP 细胞（爆米花细胞），形态与 RS 细胞略有不同：瘤细胞的体积大，多分叶状核，染色质稀少，有多个小的嗜碱性核仁，胞质淡染。

　　组织结构上，CHL 以复杂的炎症背景上散在分布着肿瘤性 RS 细胞为特征，其炎症背景细胞包括小淋巴细胞、浆细胞、嗜酸性粒细胞、中性粒细胞、组织细胞等。CHL 又可分为四个亚型：结节硬化性（nodular sclerosis，NS）、混合细胞型（mixed cellularity，MC）、富于淋巴细胞型（lymphocyte-rich，LR）、淋巴细胞减少型（lymphocyte depletion，LD）；这 4 种不同组织亚型中的 RS 细胞具有相同的免疫表型：不表达 LCA 和 CD20，弱表达 PAX5、但表达 CD30，大多数表达 CD15，部分病例 RS 细胞 EB 病毒阳性。NLPHL 在低倍镜下呈大的结节状病变，结节内充满了大量小 B 淋巴细胞，其间散在分布大细胞呈多叶核、爆米花样 LP 细胞，可见组织细胞，几乎无坏死和纤维化。瘤细胞表达 B 细胞标记，CD20 和 CD79a 阳性，不表达 CD15，偶有 CD30 弱表达。瘤细胞不见 EB 病毒感染。

9. 非霍奇金淋巴瘤

　　根据肿瘤细胞的起源和属性，非霍奇金淋巴瘤可分为三类：前体淋巴细胞肿瘤（前体 B 细胞和前体 T 细胞肿瘤）、成熟 B 细胞肿瘤、成熟 T 细胞和 NK 细胞肿瘤。

　　（1）前体淋巴细胞肿瘤：为淋巴母细胞性淋巴瘤，淋巴结的正常结构完全破坏，被肿瘤性淋巴母细胞所取代，肿瘤细胞浸润被膜和结外软组织。瘤细胞的体积比小淋巴细胞略大，胞质较少，核仁不清楚，核分裂多见，瘤细胞的背景中可见吞噬有细胞碎片的巨噬细胞，从而出现"星空现象"。瘤细胞表达原始淋巴细胞的标记：TdT 和 CD34。瘤细胞还可表达 CD10 及 B 和 T 细胞分化抗原。

（2）套细胞淋巴瘤（mantle cell lymphoma，MCL）：典型的套细胞淋巴瘤表现为形态单一的淋巴样细胞增生，可呈套区生长模式，或者形成模糊的结节状或弥漫性分布。多数病例由小至中等大小的淋巴细胞组成，核形轻微或略不规则，核仁不明显。肿瘤内可见散在分布单个的上皮样组织细胞及沿血管壁分布的硬化现象。肿瘤细胞表达 B 细胞分化抗原 CD20 和 CD79a，通常表达 CD5，特异性表达 cyclin D1，不表达生发中心来源标记 BCL-6 和 CD10。

（3）滤泡性淋巴瘤（follicular lymphoma，FL）（图 9-5）：滤泡性淋巴瘤是生发中心 B 细胞发生的淋巴瘤。在低倍镜下肿瘤细胞常呈明显的滤泡样生长方式，滤泡大小形状相似，常常排列拥挤。滤泡内肿瘤细胞主要由中心细胞和中心母细胞以不同比例组成。中心细胞的体积小至中等大，核形态不规则、有裂沟，核仁不明显，胞质稀少；中心母细胞的体积较大，为小淋巴细胞的 2～3 倍，核圆形或卵圆形，染色质呈斑块状近核膜分布，有 1～3 个近核膜的核仁。肿瘤细胞具有正常生发中心细胞的免疫表型，表达 CD20、CD10、BCL-6。约 90% FL 的肿瘤细胞表达 BCL-2 蛋白，而与正常滤泡生发中心 B 细胞 BCL-2 阴性表达相区别。

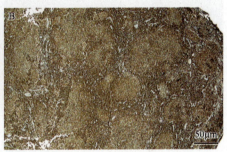

图 9-5　滤泡性淋巴瘤
A. HE 染色；B. 免疫组化 BCL-2

（4）弥漫性大 B 细胞淋巴瘤（diffuse large B cell lymphoma，DLBCL）：尽管 DLBCL 的组织学形态变异大，但基本组织学表现仍为形态相对单一、体积较大的异型淋巴细胞弥漫浸润，破坏正常淋巴结结构或结外组织。瘤细胞的直径在小淋巴细胞直径的 2.5～3 倍。细胞形态多样，类似中心母细胞、免疫母细胞、间变大细胞或浆母细胞。核圆形或卵圆形，染色质边集，有单个或多个核仁。肿瘤细胞表达 B 细胞分化抗原 CD19、CD20 和 CD79a，根据 CD10、BCL-6、MUM-1 的表达又可分为生发中心来源的弥漫性大 B 细胞淋巴瘤（CD10 阳性，或 CD10 阴性 /BCL-6 阳性 /MUM-1 阴性）和非生发中心来源的弥漫性大 B 细胞淋巴瘤（除生发中心来源外的各种 CD10、BCL-6、MUM-1 表达组合），非生发中心来源的 DLBCL 与生发中心来源者相比预后更差。

（5）伯基特淋巴瘤（Burkitt lymphoma，BL）：一种高度侵袭性 B 细胞肿瘤。淋巴结的结构破坏，可见中等大小、形态单一的淋巴细胞弥漫性浸润。瘤细胞核圆或卵圆形，核内有 2～4 个小核仁，染色质比较粗糙，核分裂较多，胞质中等量。瘤细胞之间散在分布着胞质丰富而透亮的反应性巨噬细胞，构成所谓"满天星"现象，胞质内有被吞噬的细胞残屑和核碎片。瘤细胞表达成熟 B 细胞分化抗原，如 CD19、CD20、

CD79a，表达滤泡生发中心细胞标记 BCL-6 和 CD10 等，表达 IgM 和单一免疫球蛋白轻链蛋白。不表达 BCL-2 或呈少量 BCL-2 弱阳性，反映细胞增殖的 Ki-67 阳性率几乎 100%。

（6）血管免疫母细胞性 T 细胞淋巴瘤（angioimmunoblastic T cell lymphoma，AITL）（图 9-6）：一种起源于滤泡辅助性 T 细胞的淋巴瘤，以淋巴结内多形性细胞浸润，伴有明显的高内皮小静脉和滤泡树突状细胞增生为特点。淋巴结的结构部分或者完全破坏，可见分支状的高内皮小静脉显著增生。早期常可见残存的滤泡。副皮质区明显扩大，可见多形性肿瘤细胞浸润灶，细胞小至中等大小，胞质淡染或透明，胞膜清楚，细胞异型性轻微。瘤细胞常在滤泡或小静脉旁呈灶性分布，混杂有数量不等的反应性小淋巴细胞、嗜酸性粒细胞、浆细胞和组织细胞。瘤细胞表达 T 细胞标记，部分病例有 T 细胞标记丢失，同时瘤细胞特征性地表达滤泡辅助性 T 细胞抗原，如 CD3、CD4、CD10、BCL-6、PD-1 和 CXCL13。CD21 染色可以清楚显示紊乱增生的滤泡树突细胞网，常是辅助诊断的有利证据。

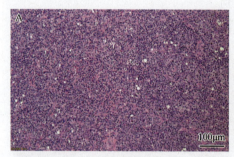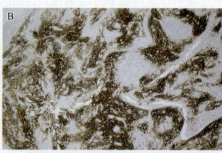

图 9-6　血管免疫母细胞性 T 细胞淋巴瘤
A. HE 染色；B. 紊乱的滤泡树突细胞网（免疫组化 CD21）

（7）NK/T 细胞淋巴瘤：约 2/3 的病例发生于中线面部，属 EB 病毒相关淋巴瘤。该肿瘤的病理形态学特征是：在凝固性坏死和混合炎细胞浸润的背景上，肿瘤性淋巴细胞散在或呈弥漫性分布。瘤细胞大小不等、形态多样，胞核形态不规则，核深染，核仁不明显或有 1～2 个小核仁。瘤细胞可浸润血管壁内而致血管腔狭窄、栓塞或坏死。肿瘤细胞表达 NK 细胞相关抗原 CD56；也表达部分 T 细胞分化抗原如 CD2 和胞质型 CD3，通常不表达 CD5，细胞毒标记 T 细胞内抗原 -1（TIA-1）、穿孔素和颗粒酶 B 阳性等。

（8）蕈样肉芽肿病（mycosis fungoides，MF）：是一种原发于皮肤的成熟 T 细胞淋巴瘤。光镜下可见真皮浅层及血管周围有多数瘤细胞和嗜酸性粒细胞、淋巴细胞、浆细胞、组织细胞等多种类型炎细胞浸润。瘤细胞体积小到中等大，核高度扭曲，有深切迹，呈折叠状或脑回状，可见小核仁，胞质透明。瘤细胞常侵入表皮，在表皮内聚集成堆似小脓肿，称为 Pautrier 微脓肿。在患者周围血液中出现脑回状细胞核的瘤细胞，称为 Sezary 细胞。瘤细胞呈 CD2、CD3、CD4、CD45RO 阳性，而 CD7 和 CD8 常阴性。

五、思　考　题

1. 正常人体中淋巴器官有哪些？镜下观察分别有哪些组织学特征？如何区别淋巴结与胸腺？

2. 常见的良性淋巴结增生性病变有哪些？各自的病理变化是怎样的？

3. 经典型霍奇金淋巴瘤的病理诊断依据是什么？其组织学分型及各型的特点是什么？

4. 非霍奇金淋巴瘤有哪些常见类型？各型的病理变化及主要的免疫组化标记是什么？

（刘　慧　崔莹莹　刘　佳）

第十章　泌尿系统疾病
Diseases of Urinary System

一、解剖学、组织学基础

1. 解剖学必备知识

（1）泌尿系统构成：泌尿系统包括一对肾脏（具有排泄作用的主要器官）、输尿管、膀胱和尿道四部分。

（2）肾脏：肾脏可分为上下两端、内外两缘（外侧缘隆凸，内侧缘中部凹陷形成肾门）、前后两面。在冠状切面上，可观察到肾盂和肾实质，肾盂通过肾大盏、肾小盏与肾实质相连。肾实质分为皮质和髓质。肾皮质主要由肾小体和肾小管构成。肾髓质由 15~20 个肾锥体构成。

2. 组织学必备知识

（1）肾单位：肾单位包括肾小体（球形，由血管球和肾球囊组成）和肾小管。

（2）血管球：入球微动脉从血管极进入肾球囊，经过多级分支形成 20~40 个毛细血管袢，毛细血管的另一端汇成出球微动脉离开肾球囊。

（3）肾小管：由近端小管（包括直部和曲部）、细段和远端小管（包括直部和曲部）组成。

（4）排尿管道：各部分组织结构基本相似，包括黏膜（黏膜上皮为变移上皮）、肌层和外膜。

二、本 章 概 述

1. 重点掌握

掌握肾小球肾炎的概念、分类、病因及发病机制，基本病理变化；各种类型肾小球肾炎的形态学改变、临床病理联系、转归。掌握急、慢性肾盂肾炎的病变特点、发展经过及临床病理联系。

2. 知识点

肾小球肾炎的概念，病因及发病机制，基本病理变化，分类；各型肾小球肾炎的病理变化，临床病理联系及结局。肾盂肾炎的病因，发病机制，感染途径，病理变化，临床病理联系和结局；肾癌和膀胱癌病理变化和临床病理联系。

三、大体标本

1. 毛细血管内增生性肾小球肾炎（endocapillary proliferative glomerulonephritis）（图 10-1）

大红肾：肾体积增大，颜色灰红，边缘膨隆，沿肾脏最大面剖开可见皮质髓质分界尚清。

2. 新月体性肾小球肾炎（crescentic glomerulonephritis）（图 10-2）

肾脏体积增大，颜色苍白，切面皮质增厚。

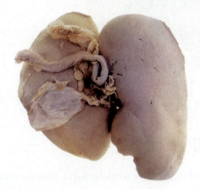

图 10-1　毛细血管内增生性肾小球肾炎　　图 10-2　新月体性肾小球肾炎

3. 尿路与膀胱上皮肿瘤（urinary tract and bladder epithelial tumor）

（1）膀胱乳头状癌（图 10-3A）：膀胱腔面可见一菜花状肿块向腔内生长，肿块表面出血伴溃疡形成，膀胱黏膜正常结构消失。

（2）肾盂乳头状癌（10-3B）：肾脏剖面可见肾盂结构被肿瘤组织所取代，肿瘤组织呈灰白色细乳头状。

A　　　　　　　　　　　B

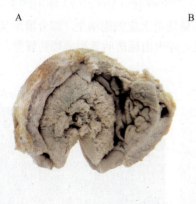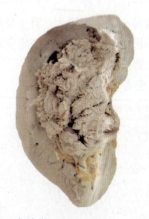

图 10-3　尿路与膀胱上皮肿瘤

A. 膀胱乳头状癌；B. 肾盂乳头状癌

4. 肾癌（renal carcinoma）（图 10-4）

肾癌新鲜标本肿块切面多种色彩交错，图 10-4 为福尔马林固定后标本，肾脏切面于肾上极可见一圆形肿块。

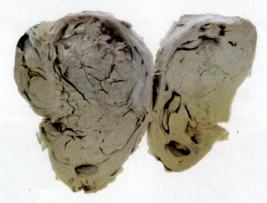

图 10-4　肾癌

四、切片标本

1. 毛细血管内增生性肾小球肾炎（endocapillary proliferative glomerulonephritis）（图 10-5）

病变弥漫分布，大部分肾小球体积增大，肾小管球内细胞数量明显增多，可见中性粒细胞和单核细胞浸润。血管球体积增大，毛细血管腔狭窄。肾小管上皮细胞浊肿及玻璃样变性，主要见于近曲小管。肾小管腔内可见蛋白管型、红细胞管型或颗粒管型。肾间质充血水肿。

问题：试分析患者为什么有急性肾炎综合征的表现？

2. 新月体性肾小球肾炎（crescentic glomerulonephritis）（图 10-6）

大多数肾小球体积增大，肾小球球囊壁层上皮细胞增生，部分增生呈新月体，部分增生呈环状体。肾小管上皮细胞变性，腔内出现透明管型或颗粒管型，肾间质充血及灶性炎细胞浸润。

问题：患者有什么临床表现？

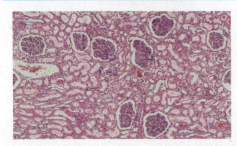

图 10-5　毛细血管内增生性肾小球肾炎

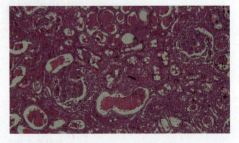

图 10-6　新月体性肾小球肾炎（新月体）

3. 硬化性肾小球肾炎（sclerosing glomerulonephritis）（图 10-7）

大量肾小球发生玻璃样变性和硬化，部分区域可见相应肾小管萎缩或消失，大量间质纤维化并伴有慢性炎细胞浸润。部分残存的肾小球体积略有增大并伴有充血，肾小管扩张、腔内可见均质红染的蛋白管型或颗粒管型。

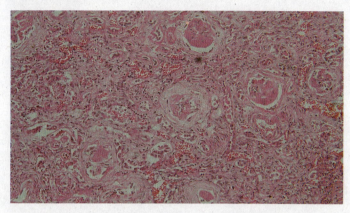

图 10-7　硬化性肾小球肾炎

4. 慢性肾盂肾炎（chronic pyelonephritis）（图 10-8）

低倍镜下（图 10-8A）可见大小不等的病灶，表现为局灶慢性炎细胞浸润和间质纤维化，部分区域肾小管萎缩和破坏，部分区域代偿扩张的肾小管内充满均质红染的蛋白管型（图 10-8C）。肾盂黏膜粗糙，上皮下可见大量慢性炎细胞浸润。有些病灶内可见肾小球球囊周围纤维化（图 10-8B），部分病灶可见玻璃样变和硬化的肾小球。

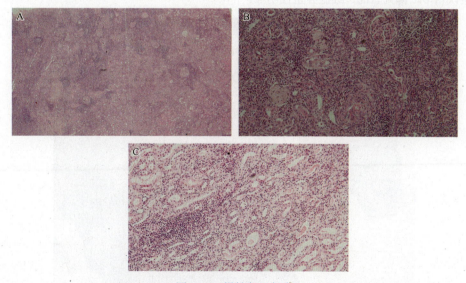

图 10-8　慢性肾盂肾炎

A. 低倍镜；B. 周围纤维化；C 蛋白管型

5. 肾透明细胞癌（renal clear-cell carcinoma）（图 10-9）

癌细胞体积较大，胞质透明。癌细胞呈巢状分布，间质毛细血管或血窦丰富。

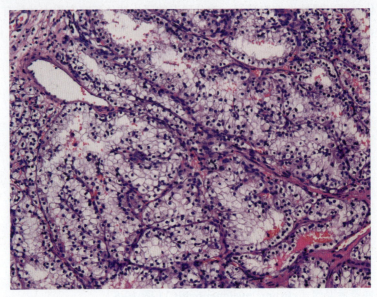

图 10-9　肾透明细胞癌

6. 尿路上皮癌（urothelial carcinoma）（图 10-10）

镜下可见肿瘤细胞排列呈乳头状，乳头具有纤维血管的轴心，两侧被覆肿瘤细胞层次增多，排列紊乱，细胞异型性明显。

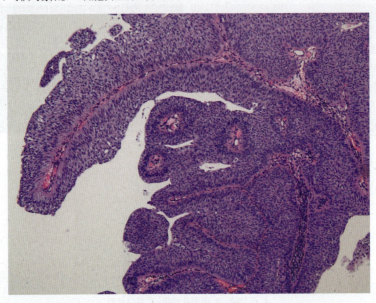

图 10-10　尿路上皮癌

五、思 考 题

1. 试述各型肾小球肾炎的形态特点（肉眼、光镜、电镜、免疫荧光）。

2. 请问哪些疾病可以形成固缩肾？试述各自的病理特点。

3. 患者，女性，4 岁，近两日早晨起床时两眼睑水肿，尿液颜色呈咖啡色，并伴有乏力现象。患儿 2 周岁因双手出现皮肤脓疱病，局部用药膏治疗后症状消失，余无特殊病史。体格检查：静息血压 145/95mmHg（1mmHg=0.133kPa），心率 98 次/分，下肢和眼睑轻度水肿。实验室检查：血常规 WBC $12.3×10^9$/L，Hb 100g/L，RBC $3×10^{12}$/L；尿常规：蛋白 0.1g/dL，RBC 30～40 个/高倍视野，WBC 5～9 个/高倍视野，管型 3～4 个/高倍视野。分析该患者肾脏的病变可能属于何种疾病？

（王庆苓　孙　卓　徐玉婷　李琳琳）

第十一章　生殖系统和乳腺疾病
Disease of Genital System and Breast

一、解剖学、组织学基础

女性生殖系统包括子宫、阴道、输卵管、卵巢和外生殖器。男性生殖系统包括睾丸、附属腺（精囊、前列腺和尿道球腺）、生殖管道和外生殖器。

子宫（uterus）为胎儿发育成长的肌性器官，壁薄、腔小，分为底、体、颈3部分。子宫壁由外向内依次分为外膜、肌层和内膜。外膜在子宫底和子宫体处为浆膜，其余为纤维膜。肌层由成束的平滑肌和结缔组织构成，自内向外可分为黏膜下层、中间层和浆膜下层。内膜包括上皮和固有层：上皮为单层柱状上皮，以分泌细胞为主，伴少量纤毛细胞；固有层主要是结缔组织，内含基质细胞和子宫腺。子宫颈外膜是纤维膜，肌层由平滑肌和纤维结缔组织构成，黏膜由单层柱状上皮和固有层构成。在子宫颈外口处，柱状上皮和复层扁平上皮移行，是宫颈癌好发部位（图11-1）。

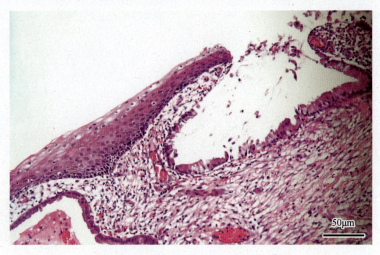

图 11-1　子宫颈柱状上皮与鳞状上皮交界

前列腺（prostate）呈栗形，环绕尿道起始部。腺实质主要由30～50个复管泡状腺构成，15～30条导管开口于尿道精阜的两侧。腺体被覆单层立方、单层柱状或假复层柱状上皮。腺腔形态不规则，内有前列腺凝固体，为分泌物浓缩形成的圆形嗜酸性环层结构。腺体间为结缔组织和平滑肌（图11-2）。

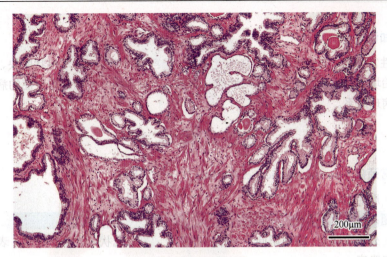

图 11-2　前列腺

　　乳腺（mammary gland）位于胸大肌和胸肌筋膜表面，由腺泡、导管和结缔组织组成。纤维结缔组织将乳腺分成 15～25 个乳腺叶，每个乳腺叶又包含若干个乳腺小叶。乳腺小叶是复管泡状腺，腺泡上皮为单层立方或柱状上皮，其与基底膜之间部分为肌上皮细胞。导管包括小叶内导管（管壁为单层立方或柱状上皮）、小叶间导管（管壁为复层柱状上皮）和总导管（管壁为复层扁平上皮）（图 11-3）。

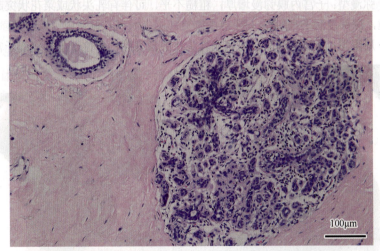

图 11-3　乳腺

二、本章概述

1. 重点掌握

　　宫颈 CIN、子宫颈癌和乳腺癌的大体形态学特征和临床病理联系；滋养层细胞疾病 [水泡状胎块（葡萄胎）、侵蚀性水泡状胎块和绒毛膜癌] 的形态学特征和临床病理联系。

7. 乳腺纤维腺瘤（breast fibroadenoma）

单个圆形或椭圆形结节，与周围组织界线清楚，切面灰白色，可见裂隙状区域，质韧，部分有黏液感。

8. 乳腺癌（breast carcinoma）

图 11-9 为乳腺癌根治标本。肿瘤呈灰白色，质硬，无包膜，癌组织呈树根状伸入周围组织，故边界不清。部分标本见乳头内陷。乳腺表面皮肤呈橘皮样外观。

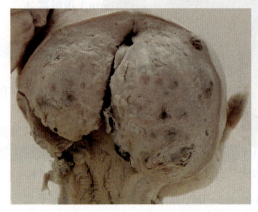 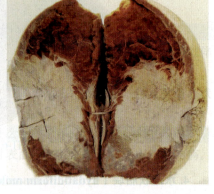

图 11-8　绒毛膜癌　　　　　　　　　　图 11-9　乳腺癌

9. 乳腺癌淋巴结转移

乳腺癌常经淋巴管转移至同侧腋窝淋巴结，转移的淋巴结体积肿大，质地变硬，切面灰白色。

10. 前列腺增生（hyperplasia of prostate）

前列腺体积增大，表面及切面有多个结节，部分标本呈淡黄色，质地较软，切面呈小囊或蜂窝样结构，部分标本呈灰白色，质地较韧。

问题：前列腺增生的原因是什么？

四、切片标本

1. 宫颈鳞状细胞癌（squamous cell carcinoma of cervix）

为鳞状细胞癌，仔细观察肿瘤特点。

问题：标本是高分化还是中分化鳞状细胞癌？为什么？

2. 子宫内膜样腺癌（endometrial adenocarcinoma）（图 11-10）

为腺癌，仔细观察肿瘤特点。

问题：标本是高分化还是中分化腺癌？为什么？

3. 子宫平滑肌瘤（leiomyoma of uterus）（图 11-11）

瘤细胞梭形，核长杆状，两端钝圆，异型性不明显。瘤细胞呈束状或旋涡状排列，与周围正常组织界线清楚。

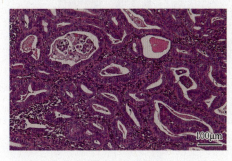
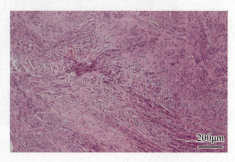

图 11-10　子宫内膜样腺癌　　　　　　图 11-11　子宫平滑肌瘤

4. 水泡状胎块（hydatidiform mole）

镜下有三个特点：

（1）绒毛增大（图 11-12A）。

问题：绒毛增大的原因是什么？

（2）绒毛间质内无血管，或见少量无功能的毛细血管，内无红细胞。

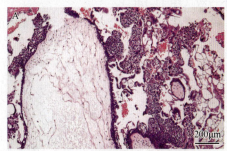
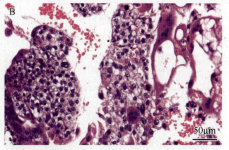

图 11-12　水泡状胎块

（3）滋养层细胞有不同程度增生，增生的细胞包括细胞滋养层细胞和合体滋养层细胞，可有轻度异型（图 11-12B）。

问题：水泡状胎块最重要的特征是哪一个？

5. 绒毛膜癌（choriocarcinoma）（图 11-13）

细胞滋养层和合体滋养层两种瘤细胞混合呈巢状或条索状，细胞分化不良，异型性明显。肿瘤自身无间质血管。癌组织和周围组织内常见坏死和出血。瘤细胞不形成绒毛和水泡结构，这是其与侵蚀性水泡状胎块最明显的不同之处。

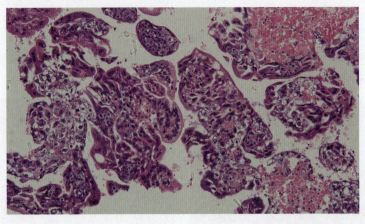

图 11-13 绒毛膜癌

6. 乳腺癌（breast carcinoma）

（1）导管原位癌（ductal carcinoma in situ, DCIS）：乳腺导管扩张，癌细胞局限于导管内呈实性排列，导管基底膜完整。高级别者管腔内常见红染坏死物（图 11-14A）。

（2）浸润性导管癌（invasive ductal carcinoma）：形态多样，癌细胞呈腺样、巢状或条索状，在由致密结缔组织构成的间质内浸润生长（图 11-14B）。

（3）浸润性小叶癌（invasive lobular carcinoma）：癌细胞呈细条索状或单行串珠状在纤维间质内浸润生长。癌细胞较小，大小一致（图 11-14C）。

（4）特殊类型癌：髓样癌的癌细胞大，异型明显，相互融合成片。癌细胞巢间的间质少，肿瘤周围有显著的淋巴细胞浸润（图 11-14D）。

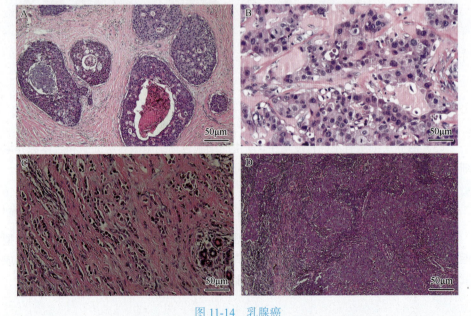

图 11-14 乳腺癌

A. 导管原位癌；B. 浸润性导管癌；C. 浸润性小叶癌；D. 乳腺髓样癌

7. 前列腺增生症（hyperplasia of prostate）（图 11-15）

腺体数量增多，腺腔扩张，腺腔周围有完整基膜包绕。腺上皮增生，部分可呈乳头状突向管腔。腔内可见红染同心圆状的淀粉小体。间质平滑肌和纤维增生，伴有淋巴细胞浸润。

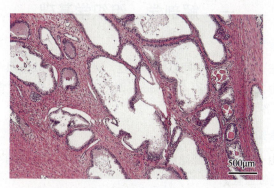

500μm

图 11-15　前列腺增生症

五、思　考　题

1. 什么叫 CIN？
2. 晚期宫颈癌患者为何会并发尿毒症？
3. 比较水泡状胎块、侵蚀性水泡状胎块和绒毛膜癌的异同。
4. 乳腺癌患者发现乳头回缩及皮肤呈橘皮样外观，原因是什么？
5. 成年女性，发现乳房肿块，应考虑哪些疾病？

（徐玉婷　张　琳）

第十二章 内分泌系统疾病
The Disease of Endocrine System

一、解剖学、组织学基础

1. 解剖学必备知识

甲状腺分为左、右两叶，中间以峡部相连，峡部位于第 2～4 气管软骨前方，大小：每侧叶宽度约 2cm，高度约 4～5cm，两侧叶上极与气管软骨齐平，下极与第 5～6 气管软骨环齐平。

2. 组织学必备知识

甲状腺实质由丰富的甲状腺滤泡和滤泡旁细胞组成，滤泡间有少量的纤维结缔组织和丰富的有孔毛细血管。

甲状腺滤泡大小不等，直径约为 0.02～0.9mm，圆形，由单层立方状的滤泡上皮所构成，滤泡腔内充满丰富的透明的胶质，胶质为滤泡上皮分泌的碘化的甲状腺球蛋白。滤泡因为功能状态的不同而导致大小、形态略有差异。功能活跃时滤泡上皮呈低柱状，胶质稀少；相反，滤泡上皮变矮呈扁平状，胶质增多。

二、本章概述

1. 重点掌握

单纯性甲状腺肿和毒性甲状腺肿的定义、基本病理变化和病因。甲状腺腺瘤的大体形态特点及与单纯性甲状腺肿的鉴别诊断要点；甲状腺癌的组织学类型；甲状腺乳头状癌临床及预后特点、镜下形态特点。

2. 知识点

单纯性甲状腺肿定义、临床特点、病理变化、病因及发病机制；毒性甲状腺肿的临床特点、病理变化、病因及发病机制；亚急性甲状腺炎的病理特点；慢性淋巴细胞性甲状腺炎的病理特点；甲状腺腺瘤的大体及镜下形态特点；甲状腺癌的组织学类型；甲状腺乳头状癌的临床特点、大体及镜下形态特点；滤泡性甲状腺癌的临床特点及病理变化；髓样癌的临床特点及病理变化。

三、大 体 标 本

1. 甲状腺肿（图 12-1）

图中所示：甲状腺呈弥漫性结节性肿大，表面凹凸不平，呈明显结节状改变，剖面见增生的间质纤维结缔组织分割甲状腺组织成界线清楚的大小不等的多个结节，但结节没有明显包膜，部分结节呈现囊腔状充满胶质。

问题：通过大体标本的学习，思考结节形成的原因是什么？

2. 甲状腺腺瘤（图 12-2）

此标本为部分切除的甲状腺组织，呈棕褐色，结构疏松，其中可见一圆形实性结节状肿块，颜色灰白或灰红色，周围可见完整的灰白色纤维包膜。

问题：与结节性甲状腺组织标本对比，两者在大体上有何区别？

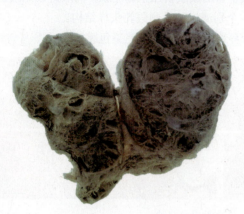

图 12-1　甲状腺肿

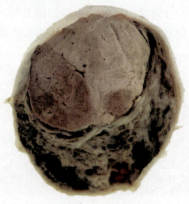

图 12-2　甲状腺腺瘤

3. 甲状腺乳头状癌（图 12-3）

剖面甲状腺组织结构不清，见界线不清的灰白色肿物占据整个组织标本，质地较硬，肿物表面呈细小乳头状。

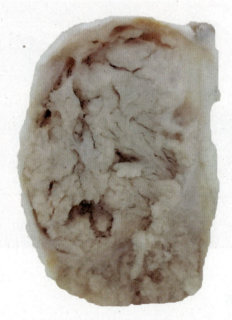

图 12-3　甲状腺乳头状癌

四、切片标本

1. 结节性甲状腺肿（图 12-4）

显微镜下看到甲状腺滤泡结构，滤泡大小形态不同，增生与复旧交替存在，有的滤泡上皮处于增生期呈低柱状，有的被丰富的胶质挤压呈扁平状，间质纤维结缔组织增生并分隔滤泡呈大小不等的结节状，个别滤泡能看到假乳头样结构。

问题：显微镜下仔细观察结节是否界线清楚，是否有完整包膜？

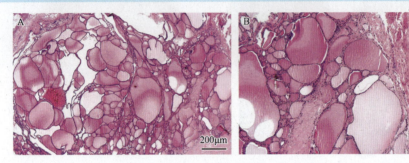

图 12-4　结节性甲状腺肿

A. 10×；B. 20×

2. 甲状腺腺瘤（图 12-5）

镜下可见肿瘤具有明显的包膜，肿瘤滤泡大小较一致，排列非常拥挤。

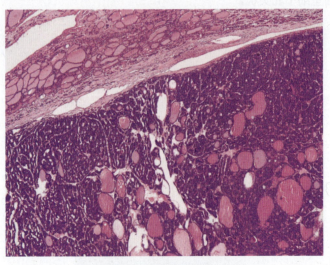

图 12-5　甲状腺腺瘤

3. 甲状腺乳头状癌

低倍镜下（图 12-6A）甲状腺肿瘤组织滤泡结构消失，取而代之的是大量乳头状结构。高倍镜下（图 12-6B），乳头结构表面癌细胞呈单层或多层排列，细胞极向紊乱，肿瘤细胞的细胞核大小、形态异型性明显，染色质少，呈透明或毛玻璃状核（图 12-6C），常见不规则的核沟和核内假包涵体，乳头中心是纤维结缔组织和血管，间质内常见同心圆状的钙化小体即沙砾体。

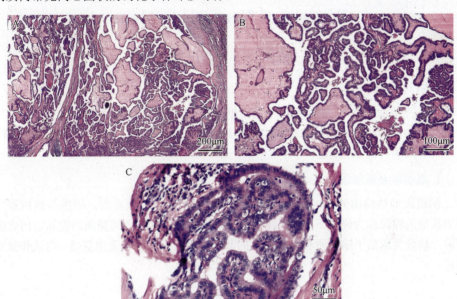

图 12-6 甲状腺乳头状癌毛玻璃核

A. 10×；B. 20×；C. 40×

五、思 考 题

1. 结节性甲状腺肿与甲状腺腺瘤的主要区别是什么？
2. 简述甲状腺乳头状癌的镜下形态特点。

（李海英 孙 卓 张 琳）

第十三章　神经系统疾病
Disease of Nervous System

一、解剖学、组织学基础

1. 解剖学必备知识

（1）神经系统结构：神经系统分为中枢神经系统和周围神经系统。

（2）中枢神经系统由脑和脊髓构成，其中脑组织包括大脑、间脑、脑干和小脑。

（3）周围神经系统：略。

2. 组织学必备知识

脑组织的结构由外到内依次为硬膜、蛛网膜、软膜、脑实质。硬膜与蛛网膜之间的狭窄的腔隙称为硬膜下隙；蛛网膜下腔为蛛网膜和软膜之间宽阔的腔隙，内含脑脊液。软膜为紧贴于脑实质和脊髓表面的薄层结缔组织。脑实质由灰质、白质和脑室构成。

二、本 章 概 述

1. 重点掌握

流行性脑脊髓膜炎的病变性质、致病菌、传播途径、病理变化与临床病理联系；流行性乙型脑炎的病变性质、致病菌、传播途径、病理变化。

2. 知识点

流行性脑脊髓膜炎的病变性质、致病菌、传播途径、病因及发病机制、病理变化、临床病理联系、结局和并发症、两种暴发型流行性脑脊髓膜炎的临床及病理特点；流行性乙型脑炎的病变性质、致病菌、传播途径、病因及发病机制、病理变化、临床病理联系及结局和并发症。

三、大 体 标 本

1. 流行性脑脊髓膜炎

脑组织表面蛛网膜下腔充满黄色脓液，填充于脑沟中，使脑组织表面脑沟和脑回结构不清，脑组织表面血管充血。

问题：通过大体标本的学习，思考流行性脑脊髓膜炎的病变实质是什么？

2. 流行性乙型脑炎

脑表面可见脑回变宽，脑沟变浅；切面可见散在的虫蚀状软化灶，有的标本可见点状出血。

四、切 片 标 本

1. 流行性脑脊髓膜炎（图 13-1）

蛛网膜下腔增宽，其中充满大量的脓性渗出物。软脑膜血管扩张充血，脑实质无明显病变或轻度水肿。

2. 流行性乙型脑炎

病变主要位于脑实质，出现以下基本病理变化：①神经细胞变性、坏死，其周围有胶质细胞围绕形成卫星现象；小胶质细胞侵入坏死的神经细胞内形成噬神经现象（图 13-2A）。②局部脑组织发生液化性坏死，形成筛状软化灶（图 13-2B）。③血管周围

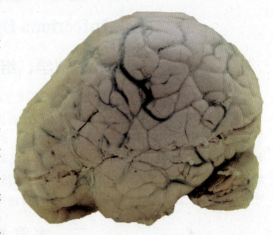

图 13-1　流行性脑脊髓膜炎

间隙内以淋巴细胞为主的炎细胞浸润，形成血管袖套现象（图 13-2C）。④胶质细胞增生，形成胶质结节。

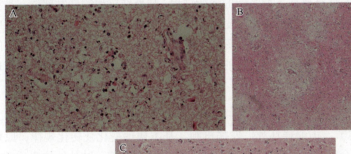
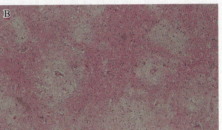
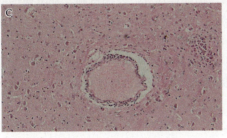

图 13-2　流行性乙型脑炎

五、思 考 题

流行性脑脊髓膜炎及流行性乙型脑炎的区别是什么？

（李海英　李琳琳）

第十四章　感染性疾病
Infectious Diseases

一、解剖学、组织学基础

感染性疾病是指由病原微生物通过不同方式侵入，引起人体感染并出现临床症状的一组疾病。感染性疾病在世界范围内广泛流行，严重威胁人类的健康。其发生和发展有一定的社会性，与社会人群的卫生条件、教育水平和生活习惯有一定的关系。引起感染性疾病的病原微生物种类繁多，其中病毒和细菌最常见。感染性疾病的流行构成必须具备传染源、传播途径和易感人群三个基本环节。主要传播途径有消化道传播、呼吸道传播、虫媒传播、接触传播、母婴传播等。

二、本章概述

1. 重点掌握

原发性肺结核病的基本病理变化及扩散、蔓延方式；继发性肺结核病的病理形态特点和蔓延规律；继发性结核病各型之间的演变过程；肺外结核病的好发部位、类型及病理特点；伤寒病的病因、传染途径、发病机制、各器官的病理变化、临床病理联系、并发症及结局；细菌性痢疾的主要病变特点，急性、中毒性和慢性细菌性痢疾的病理变化及临床病理联系；肠道阿米巴病的主要病理形态特征；血吸虫病的基本病理变化及临床病理联系。

2. 知识点

结核病、结核结节、干酪样坏死、发病机制、基本病理变化及转化规律、原发性肺结核病、原发综合征、继发性肺结核病、血源播散性结核病、肺外结核病、冷脓肿、伤寒、肥达反应、伤寒细胞、伤寒肉芽肿、细菌性痢疾、假膜性炎、急性细菌性痢疾、慢性细菌性痢疾、中毒性细菌性痢疾、阿米巴滋养体、烧瓶状溃疡、阿米巴肝脓肿、嗜酸性脓肿、假结核结节、干线性肝硬化。

三、大　体　标　本

1. 肺结核——原发综合征（pulmonary tuberculosis—primary complex）（图 14-1）

标本为儿童肺脏。主要病变是由三个病灶组成的原发综合征：肺上叶的下部肺膜下可见一圆形干酪样坏死灶，即原发灶；病变沿淋巴管蔓延形成淋巴管炎（在大体标本中难以观察），并累及同侧肺门处淋巴结，形成淋巴结结核。以上三个病变合称为原发综合征。

2. 急性粟粒型肺结核（acute military pulmonary tuberculosis）（图 14-2）

肺表面及切面可见大小一致的灰白色粟粒样圆形结节，结节分布均匀，境界清楚。部分区域可见灰白色干酪样坏死灶互相融合呈小片状。

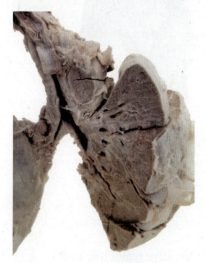

图 14-1　肺结核（原发综合征）　　　　图 14-2　急性粟粒型肺结核

3. 局灶型肺结核（focal pulmonary tuberculosis）

标本为成人肺脏。肺尖处可见数个小结节状干酪样坏死灶，境界清楚，周围有纤维包裹甚至可见钙化。

4. 慢性纤维空洞型肺结核（chronic fibro-cavernous pulmonary tuberculosis）（图 14-3）

肺上叶有一厚壁空洞形成，内壁较为光滑；肺中叶及下叶可见多数大小不等的干酪样坏死灶（支气管蔓延），肺内结缔组织增生，肺膜增厚，肺叶粘连。

5. 干酪性肺炎（caseous pneumonia）

肺大叶或大叶的部分区域见灰黄色的干酪样病灶，边界不清，病变处肺海绵样结构消失，病变严重者可由于坏死物质液化排出形成大小不等的空洞。

6. 肺结核球（pulmonary tuberculoma）（图 14-4）

肺上部可见一境界清楚的球形病灶（直径 2cm 以上），灰白色，中心有干酪样坏死，周围有结缔组织包被。

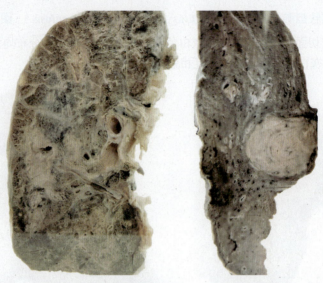

图 14-3　慢性纤维空洞型肺结核　　图 14-4　肺结核球

7. 溃疡型肠结核（intestinal tuberculosis of ulcerative type）（图 14-5）

黏膜面可见环带状溃疡，其长径与肠道长轴垂直，溃疡边缘呈鼠咬状，参差不齐。

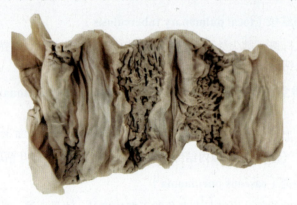

图 14-5　溃疡型肠结核

8. 增殖型肠结核（intestinal tuberculosis of proliferative type）

肠壁高度增厚，形成瘤样肿块，导致肠腔狭窄。下端有一黄豆大小干酪样坏死灶，境界清楚。

9. 结核性脑膜炎（tuberculous meningitis）

脑膜混浊呈半透明状，尤以颅底部为重，可见散在分布的干酪样坏死灶，脑沟内充满混浊渗出物。

10. 肾结核（renal tuberculosis）（图 14-6）

肾脏体积略有增大，表面可见散在分布的灰白色小结节，切面可见皮髓质交界处有大小不等干酪样坏死灶并有空洞形成，肾脏正常结构被破坏。病变蔓延累及肾盏及肾盂，导致黏膜破坏，有干酪样坏死物附着。

问题：肾结核、输尿管结核、膀胱结核的关系是什么？

11. 肘关节结核（elbow joint tuberculosis）（图 14-7）

标本为上肢肘关节。关节明显肿胀，表面可见多个窦道开口。切面可见关节结构被破坏，有多处灰白色干酪样坏死病灶。

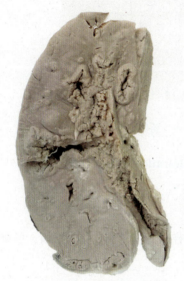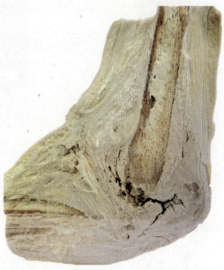

图 14-6　肾结核　　　　　图 14-7　肘关节结核

12. 肠伤寒——髓样肿胀期（ileotyphus—medullary swelling）（图 14-8）

标本为回肠下段。黏膜面可见孤立淋巴小结（较小，呈圆形）和集合淋巴小结（较大，呈卵圆形）肿胀隆起，突出于黏膜表面。肿胀的淋巴小结表面凹凸不平，形似脑髓表面，故称"髓样肿胀"。

问题：肠伤寒的病变性质是什么，有哪些好发部位？

13. 肠伤寒——坏死期（ileotyphus—necrosis）（图 14-9）

黏膜面可见多处集合淋巴小结肿胀隆起，卵圆形，中央发生坏死，表面粗糙，呈灰白色，边缘隆起。有些坏死物已经脱落，形成溃疡。

问题：肠伤寒为何会出现坏死？

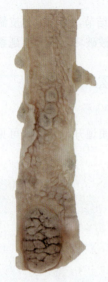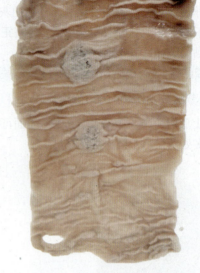

图 14-8　肠伤寒（髓样肿胀期）　　　　图 14-9　肠伤寒（坏死期）

14. 肠伤寒——溃疡期穿孔（ileotyphus—ulceration with perforation）

肠道壁见一椭圆形缺损，穿透肠壁。

15. 细菌性痢疾（bacillary dysentery）

结肠黏膜表面粗糙不平，有一层弥漫糠皮样膜状物附着，称为假膜。肠壁肿胀增厚。

16. 阿米巴痢疾（amebic dysentery）（图 14-10）

结肠黏膜面可见多数大小不等，形状不一的溃疡。溃疡口小底大，边缘不齐且稍有隆起呈潜掘状。溃疡之间黏膜未见明显变化。有的标本可见较大的溃疡，由溃疡间黏膜坏死脱落后互相融合而形成。

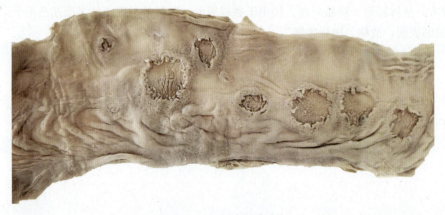

图 14-10　阿米巴痢疾

17. 阿米巴性肝脓肿（hepatic amebic abscess）

肝脏切面上可见巨大缺损，其内容物已流失，边缘不整齐，呈棉絮状。

18. 血吸虫肝硬化（schistosoma cirrhosis）（图 14-11）

肝脏体积缩小，质地变硬，表面不光滑，可见微隆起的结节，也可见瘢痕凹陷。切面可见纤维组织显著增生，呈灰白树枝状，将肝脏粗略地分隔成块。

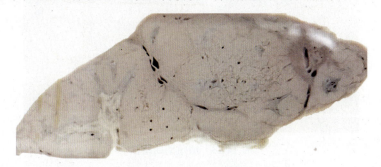

图 14-11　血吸虫肝硬化

四、切片标本

1. 粟粒型肺结核（military pulmonary tuberculosis）（图 14-12）

肺组织切片内见多数弥漫分布的结节状病灶，圆形，境界较清楚。病灶主要由上皮样细胞，朗汉斯巨细胞及外围浸润的淋巴细胞和少量反应性增生的成纤维细胞组成，部分病灶中央可见干酪样坏死，呈红染无结构颗粒状。

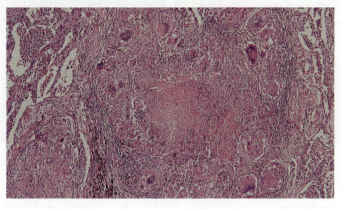

图 14-12　粟粒型肺结核

2. 增殖型肠结核（intestinal tuberculosis of proliferative type）（图 14-13）

肠道黏膜完整，肠道壁增厚，其内可见大小不等的结核结节，其周围纤维组织增生，肌层组织遭到破坏。

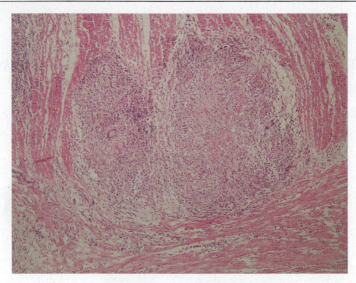

图 14-13　增殖型肠结核

3. 肠伤寒——髓样肿胀期（ileotyphus—medullary swelling）

淋巴小结明显肿胀，结构破坏，原有淋巴滤泡消失。肿胀的淋巴小结内可见大量增生的单核细胞，多呈圆形，胞质丰富，有些吞噬有淋巴细胞、红细胞及细胞碎片，称为"伤寒细胞"（图 14-14A）。伤寒细胞多聚集成团，形成伤寒小结即伤寒肉芽肿（图 14-14B）。某些切片可见伤寒细胞浸润肠壁全层。部分切片还可见肠道黏膜有缺损。

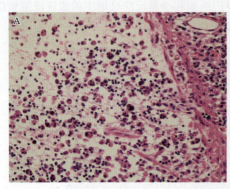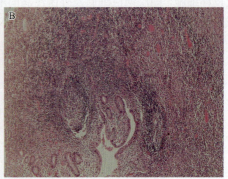

图 14-14　肠伤寒

A. 伤寒细胞；B. 伤寒肉芽肿

4. 结肠细菌性痢疾（bacillary dysentery of colon）（图 14-15）

结肠壁呈炎性改变，黏膜可见充血、出血、水肿，并有中性粒细胞为主的炎症细胞浸润。黏膜表面组织坏死，并与纤维素、中性粒细胞等混合被覆于黏膜表面，形成假膜。部分黏膜腺体被破坏，腺腔扩张，黏液潴留。

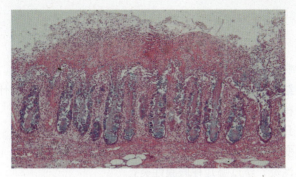

图 14-15 结肠细菌性痢疾

5. 阿米巴痢疾（amebic dysentery）（图 14-16）

低倍镜下（图 14-16A）可见结肠黏膜面有明显缺损（溃疡），口小底大，深达黏膜下层，呈潜掘状。高倍镜下（图 14-16B）可见溃疡内有大量坏死组织，溃疡边缘及肠壁小静脉内可见大量阿米巴大滋养体，体积较大，红染，圆形或卵圆形，核小，常居于细胞一侧。

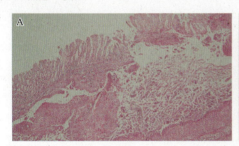
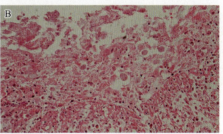

图 14-16 阿米巴痢疾

6. 血吸虫肝硬化（schistosoma cirrhosis）（图 14-17）

低倍镜下（图 14-17A）可见肝内汇管区有大量慢性虫卵结节，并伴有纤维结缔组织增生，肝小叶结构尚存，无假小叶形成。高倍镜下（图 14-17B）可见慢性虫卵结节主要由上皮样细胞、少量异物巨细胞及周围浸润的淋巴细胞和增生的肉芽组织构成，中央可见崩解、钙化的虫卵。

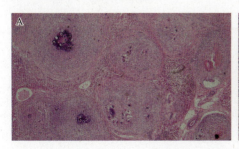
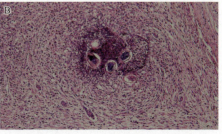

图 14-17 血吸虫肝硬化

五、思 考 题

1. 结核病的病理变化及其转化规律是什么？

2. 原发性肺结核与继发性肺结核各自的起始好发部位在哪？为什么会不同？

3. 什么是结核球？临床上应注意与哪些疾病相鉴别？

4. 肠结核有几种类型？其各自的病理特点是什么？

5. 伤寒的病变性质是什么？其形成溃疡的特点是什么？

6. 何为假膜性炎？学过哪几种假膜性炎？

7. 哪些疾病可以造成肠道溃疡性病变？其溃疡各自有何特征？

8. 急性细菌性痢疾和阿米巴痢疾在病理变化和临床表现上有何区别？

9. 血吸虫病的急、慢性虫卵结节各自的病理变化是什么？

（孙　卓　徐玉婷）